Michel Luchesi

Wilde Ernte AUS DEM WALD

40 essbare Pflanzen

Einfache Bestimmung, kompaktes Wissen & leckere Rezepte

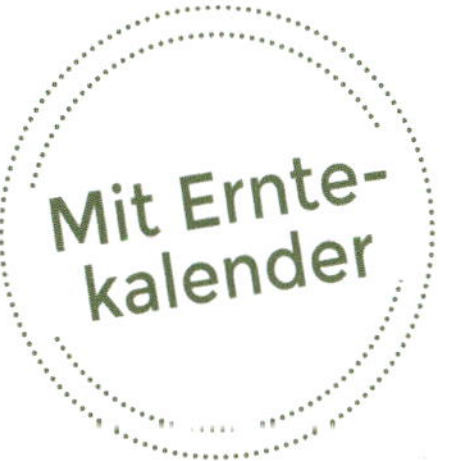

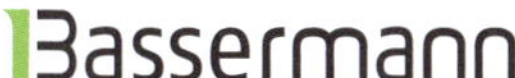

INHALT

WILDE ERNTE IM HERBST

WILDE ERNTE IM WINTER

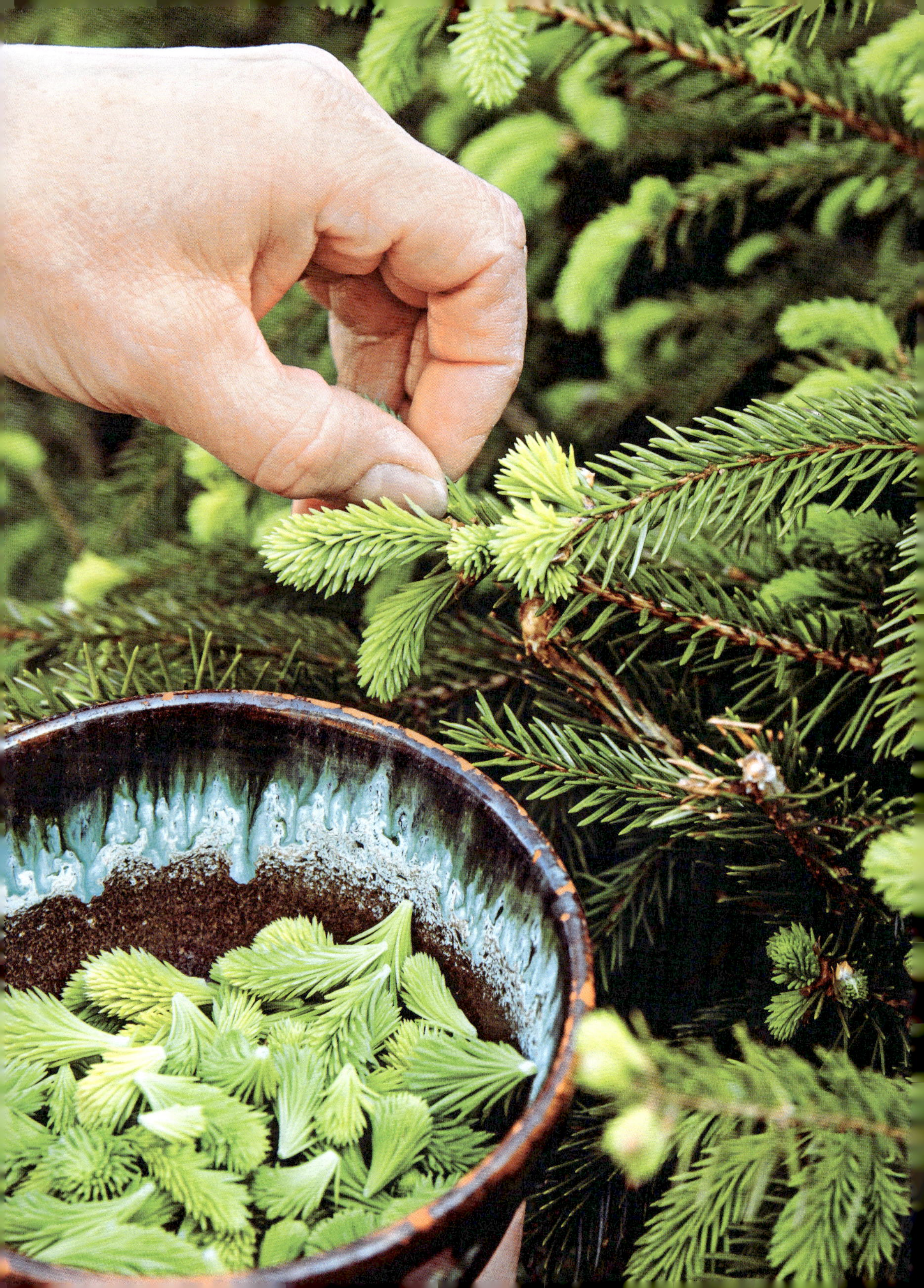

WILDE ERNTE IN DER PRAXIS

Viele Spaziergänger nutzen ihre Ausflüge in den Wald, um essbare Pflanzen, Beeren und Pilze zu sammeln. Am häufigsten wird nach Pilzen, Beeren und Kastanien gesucht. Doch die Natur bietet einiges mehr, was Ihnen dieses Buch zeigen wird.

Ob in Bayern, Brandenburg oder Nordrhein-Westfalen: Ertragreiche Pilzgebiete gibt es nahezu in jedem Bundesland. Wo nach was gesucht wird, hängt von der Bedeutung der betreffenden Arten in den jeweiligen Gegenden ab, aber auch von regionalen und kulturellen Gepflogenheiten. Es lohnt sich immer, Pilzkundige vor Ort zu befragen.

Die beliebten Esskastanien finden sich vor allem im Schwarzwald, im Taunus und in der Pfalz, wo die „Keschde" zu vielen leckeren Spezialitäten verarbeitet werden. Das reicht von den klassischen Röstkastanien über Kastanienbrot, -bratwurst und -cremesuppe bis zu Desserts und Marmelade. Und die Ernte wird vielerorts mit Straßenfesten und Märkten gefeiert.

Welche Mengen sammelt eine Person pro Jahr im Durchschnitt? Waldbesucher übertreiben es nicht: 1 kg Pilze, 400 g Beeren, 900 g Esskastanien sind übliche Mengen. Befragungen bestätigen außerdem, dass Menschen, die als Kinder viel Zeit im Wald verbracht haben, auch im Erwachsenenalter mit großer Wahrscheinlichkeit regelmäßige Waldbesucher sind. Damit die alte Tradition der wilden Ernte erhalten bleibt, ist es wichtig, dass die ältere Generation ihre Leidenschaft für das Sammeln an den Nachwuchs weitergibt. Möge dieses Buch zur Erfüllung dieser Aufgabe beitragen!

VORSICHT!

Um essbare von giftigen oder sogar tödlichen Arten eindeutig unterscheiden zu können, genügt es vor allem für Unerfahrene nicht, in Büchern (wie diesem oder anderen) nachzuschlagen. Es ist vielmehr notwendig, sich vor Ort von fachkundigen Personen (Pilzsachverständigen oder Botanikern) beraten zu lassen. Seien Sie vorsichtig: Essen Sie niemals eine Pflanze, eine Beere, eine Frucht oder einen Pilz, ohne absolut sicher zu sein, worum es sich handelt.

WICHTIGE VORSICHTSMASSNAHMEN

Für einen erfolgreichen Waldausflug und eine sichere Ernte ist Wachsamkeit das A und O – insbesondere was das Bestimmen von Arten und das Wissen über eventuell vorhandene Schadstoffe angeht.

WILDPFLANZEN RICHTIG ERKENNEN

Bevor Sie Ihre Ausbeute verzehren, sollten Sie sich ganz sicher sein, dass Sie die geernteten Pflanzen richtig zugeordnet haben. Verlassen Sie sich nicht auf eine einzige Informationsquelle. Lassen Sie sich lieber von Fachleuten beraten. Diese können Ihnen wertvolle Kenntnisse vermitteln. Das Lesen von Büchern über das Sammeln von wild wachsenden Pflanzen ist ideal für den Anfang, reicht aber nicht aus. Geführte Pilz- und Wildkräuterwanderungen mit Experten oder anderen spezialisierten Vereinen helfen Ihnen, Verwechslungen zu vermeiden. Auch Apotheker können Ihnen Auskunft geben – vorausgesetzt, sie haben eine Ausbildung in Botanik und Mykologie, die auf dem neusten Stand ist. Ein letzter Tipp: Vertrauen Sie auf keinen Fall den Erkennungs-Apps auf Ihrem Smartphone. Diese können Sie schnell in die Irre führen.

VORSICHT VOR SCHADSTOFFEN

Orte mit hohen Schadstoffbelastungen sollten Sie meiden – insbesondere Gegenden in der Nähe von Industriegebieten, Straßenrändern, Anbauflächen und wilden Mülldeponien, auf denen giftige Produkte gelagert sein könnten. Achten Sie auch darauf, dass Sie nicht auf aufgeschütteten, scheinbar gesunden Böden sammeln, auf denen früher Industrieanlagen standen. Wenn Sie auf Nummer sicher gehen wollen, erkundigen Sie sich bei den örtlichen Behörden.

VORSICHT VOR PARASITEN

Krankheitsfälle durch Parasiten sind selten. Erwähnenswert sind hier jedoch Echinokokkose und Ansteckungen mit dem Großen Leberegel. Diese Krankheiten werden durch Tierkot (von Wild- und Haustieren) übertragen. Wissenswert: Werden die Pflanzen nicht in Bodennähe gepflückt und außerdem gekocht, besteht kein Risiko.

SICHERHEIT GEHT VOR

Betreten Sie keine unwegsamen Gebiete mit sumpfigen Böden oder der Gefahr von Steinschlag oder Windbruch. Passen Sie auch auf, dass Sie sich nicht verlaufen. Benutzen Sie eine topografische Karte und einen Kompass, und verlassen Sie sich nicht allein auf Wander-Apps, denn in freiem Gelände haben Mobiltelefone nicht immer Empfang. Informieren Sie Angehörige, wo Sie sammeln und wann Sie zurück sein wollen. Für Notfälle ist die App „Hilfe im Wald" eine gute Empfehlung. Achten Sie darauf, dass die Ortungsdienste aktiviert sind, damit Sie gefunden werden können. Packen Sie zudem ein Getränk und etwas zum Essen ein, etwa ein belegtes Brot oder einen Energieriegel.

DIE RICHTIGE KLEIDUNG

Die richtige Kleidung ist ebenfalls wichtig. Berücksichtigen Sie die Jahreszeit, das Wetter und die Umgebung. Ein Ausflug in einen Bergwald fernab von Siedlungen erfordert selbstverständlich eine spezielle Ausrüstung. Egal, wohin Sie gehen: Kalkulieren Sie unvorhersehbare Ereignisse und Wetterwechsel mit ein, außerdem Kleinigkeiten, die Ihnen den Tag verderben könnten, zum Beispiel Blasen an den Füßen oder nasse Socken. Wer durch morastiges Unterholz oder durch taufeuchtes Gras läuft, kann schnell nasse Füße bekommen! Ein letzter Tipp: Tragen Sie während der Jagdsaison eine Warnweste. Die Jagdzeiten finden Sie unter www.schonzeiten.de.

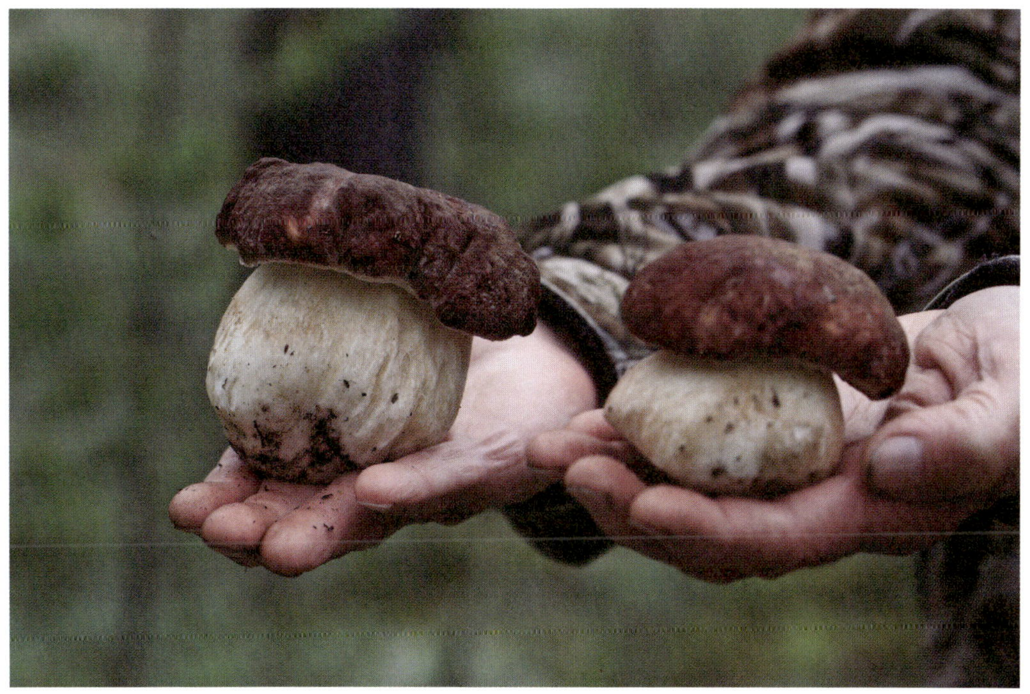

SAMMEL-KNIGGE

Bei der wilden Ernte ist es wichtig, natürliche Lebensräume zu respektieren und nicht mehr als nötig zu sammeln. Außerdem sollten Sie die geernteten Pflanzen richtig lagern.

ÜBERTREIBEN SIE ES NICHT

Um die vorhandenen Ressourcen zu schonen, dürfen Sie nicht alles pflücken, was Sie finden. Lassen Sie den verschiedenen Arten immer die Möglichkeit, sich auf natürliche Weise zu vermehren und auszubreiten. Achten Sie zudem darauf, nicht zu viel zu ernten. Beschränken Sie sich auf Ihren persönlichen Bedarf. Es ist verlockend, den Korb bis zum Rand zu füllen, um seine Ernte mit anderen zu teilen. Ihre Liebsten würden sich wohl freuen – die Natur jedoch weniger. Wer zu oft zu viele Wildpflanzen sammelt, lässt der Natur nicht genug Zeit, um sich zu erholen und für Nachschub zu sorgen – vor allem, wenn andere Sammler es Ihnen gleichtun.

VERWENDEN SIE KEINE PLASTIKTÜTEN

In Plastiktüten verderben Pflanzen und Pilze schnell und produzieren obendrein Giftstoffe durch Gärung. Am besten transportieren Sie Ihre Ausbeute in einem Weidenkorb. Er sollte flach sein, damit Sie Ihre Pflanzen und Pilze darin so anordnen können, dass sie nicht zerdrückt werden. Für empfindliche Beeren wie Himbeeren eignen sich Holz- oder Pappschalen gut, vor allem solche mit Henkel.

ACHTEN SIE AUF DIE UMWELT

Beim Sammeln sollten Sie Rücksicht auf die Natur nehmen. Passen Sie auf, dass Sie die Zonen, in denen Sie sammeln, nicht zertrampeln. Unterholz darf nicht mit dem Auto oder Motorrad befahren werden. Graben Sie Pflanzen nicht systematisch aus. Dies ist nur dann nötig, wenn Sie ihre Wurzeln sammeln möchten. Schneiden Sie die Pflanzenteile, an denen Sie interessiert sind, mit einem geeigneten Werkzeug sauber ab, zum Beispiel mit einem Messer oder einer kleinen Gartenschere. Brechen Sie keine Äste von Bäumen oder Sträuchern ab, um an Früchte oder Beeren zu kommen.

PILZE SAMMELN

Damit Sie Pilze zuverlässig bestimmen können, sollten Sie immer den gesamten Fruchtkörper ernten. Nehmen wir als Beispiel den tödlichen Knollenblätterpilz: Wenn Sie diesen Pilz nicht ausgraben, sondern lediglich am Stielgrund abschneiden, übersehen Sie möglicherweise die Volva, die sich im Wurzelbereich befindet. Sie ist eines der Merkmale, durch die der giftige Pilz von einer essbaren Art unterschieden werden kann.

VORSCHRIFTEN

Wälder und Forste sind empfindliche Lebensräume. Um sie zu schützen, hat der Gesetzgeber eine Reihe von Regeln aufgestellt, die jeder verantwortungsvolle Sammler kennen und einhalten sollte.

WAS SAGT DAS GESETZ?

Die wilde Ernte wird durch das Bundesnaturschutzgesetz und durch lokale Vorschriften geregelt. Die geltenden Maßnahmen haben das Ziel, gefährdete Arten zu schützen oder bestimmte empfindliche Biotope zu erhalten. Bevor Sie also zur Tat schreiten, sollten Sie sich bei den zuständigen Behörden informieren, am besten im Rathaus oder beim Forstamt. Dann droht Ihnen auch kein Bußgeld. Ein letzter Tipp: Betreten Sie auf keinen Fall Privatgrundstücke ohne Genehmigung.

SAMMELN WIRD TOLERIERT

Pflanzen, Pilze und andere Erzeugnisse gehören eigentlich dem Eigentümer des Waldes. Manche Wälder sind in Privatbesitz, andere gehören dem Bund, den Ländern oder Körperschaften. In vielen Wäldern ist es dennoch möglich, Wildpflanzen und Pilze zu ernten. Hierbei handelt es sich jedoch nicht um ein Recht, sondern um eine Duldung.

AUF DIE MENGE KOMMT ES AN

Es ist nicht zulässig, große Mengen zu ernten. In manchen Ländern gibt es konkrete Höchstmengen, in Deutschland dagegen gilt die sogenannte Handstraußregelung. Sie besagt, dass Pilze und Wildfrüchte in kleinen Mengen für den Eigenbedarf gesammelt werden dürfen. Mehr als zwei Kilogramm pro Person pro Tag wären definitiv zu viel. Wenn Sie über die Stränge schlagen, droht eine saftige Geldstrafe!

GESCHÜTZTE ARTEN

Sie dürfen keine geschützten Arten sammeln: Dies betrifft sowohl in Europa als auch auf Bundesebene geschützte Arten. Hierzu gehören beispielsweise Trüffel (Gattung *tuber*). Sie gelten zwar als exzellente Speisepilze, stehen jedoch unter Artenschutz und dürfen in Deutschland nicht gesammelt werden.

IN DER KÜCHE

Wildpflanzen und Pilze sind erstklassige Kochzutaten, die für köstliche und manchmal sogar überraschende Gerichte sorgen. Kosten Sie das aus!

KULINARISCHE ENTDECKUNGEN

Verabschieden Sie sich von faden oder mit künstlichen Aromen versehenen Lebensmitteln aus dem Handel. Es ist Zeit für authentischen Geschmack! Wildpflanzen erweitern Ihren kulinarischen Horizont. Unsere Geschmacksknospen sind in der Lage, fünf verschiedene Geschmacksrichtungen zu erkennen – salzig, süß, bitter, sauer und umami. Kosten Sie das voll aus! Ein Hinweis zu umami: Diese Geschmacksrichtung finden Sie in Pilzen, Spargel oder auch Algen.

ZU TISCH BEI SPITZENKÖCHEN

Viele Chefköche nutzen heutzutage Wildpflanzen in ihren Rezepten. Einer der Pioniere auf dem Gebiet ist Marc Veyrat. Dem aus der Region Haute-Savoie stammenden französischen Chefkoch wurde schnell klar, wie wertvoll die Wildpflanzen seiner Region sind. Sein Freund, der Ethnobotaniker François Couplan, stand ihm bei seinem Vorhaben mit Rat und Tat zur Seite. Auch der berühmte Koch Michel Bras gehört zu diesen kulinarischen Entdeckern, die die Schätze der Natur auf unnachahmliche Weise verfeinern. Zu der jüngeren Generation zählen zudem Cédric Denaux oder René Redzepi, der in Dänemark ansässig ist. Letzterer haucht einer Zutat, die nur selten in der Küche verwendet wird, neues Leben ein: Flechten.

AUSPROBIEREN UND GENIESSEN!

Sie müssen kein Meisterkoch sein, um das, was Sie selbst gepflückt haben, in einen Gaumenschmaus zu verwandeln. Lassen Sie sich von alten und modernen Rezepten inspirieren oder bringen Sie Ihre kreative Seite zum Vorschein. Wenn Sie nach ein paar Probeläufen besser mit den Zutaten vertraut sind, entwickeln Sie ein Gespür für die richtigen Geschmackskombinationen. Denken Sie auch daran, dass einfache Dinge oft die besten sind. Was könnte es Köstlicheres geben als eine deftige Pilzpfanne oder eine Marmelade aus Waldbeeren!

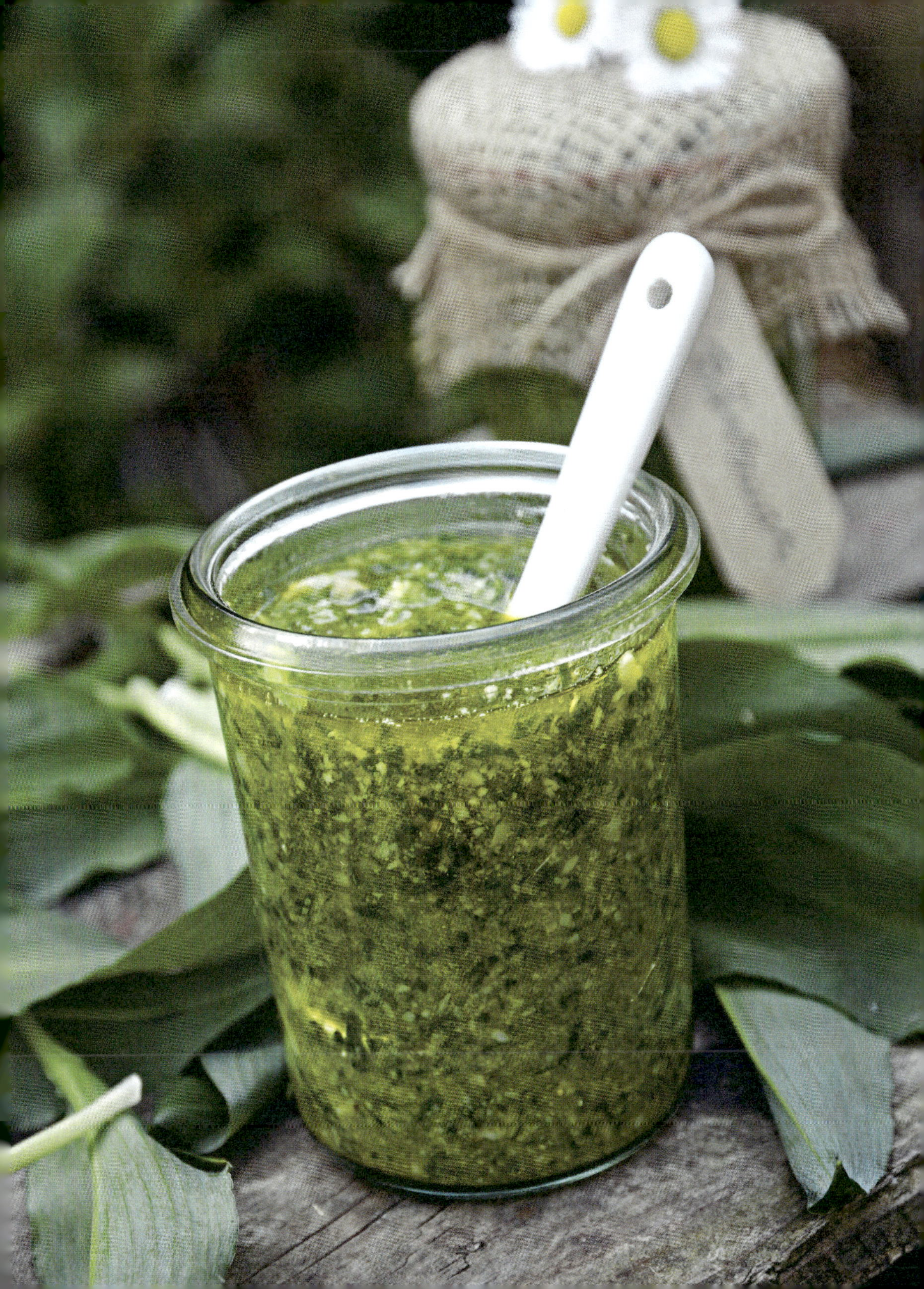

WILDE ERNTE IM FRÜHLING

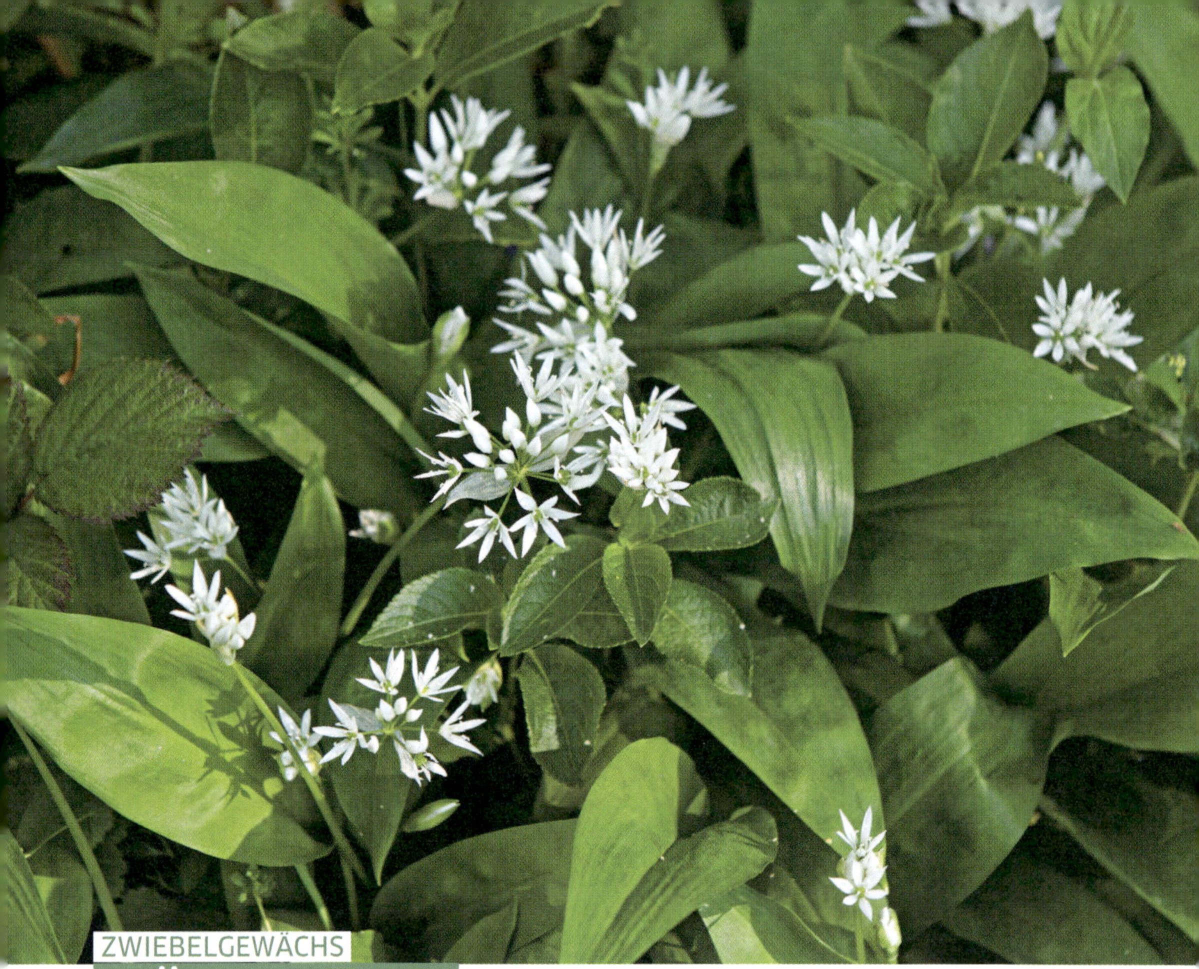

ZWIEBELGEWÄCHS

BÄRLAUCH

Diese sommergrüne, krautige Pflanze erfüllt die Luft mit ihrem Knoblauchduft. Früher war sie ein gefundenes Fressen für Bären, was ihr ihren Namen einbrachte. Sie fraßen die Pflanze, um sich zu stärken, nachdem sie im Frühjahr aus ihrem Winterschlaf erwachten.

Lateinischer Name: *Allium ursinum*
Familie: Amaryllisgewächse
Andere Namen: Wilder Knoblauch, Waldknoblauch, Hundsknoblauch, Hexenzwiebel

AUSSEHEN

Durch seine lanzettförmigen leuchtend grünen Blätter ähnelt dieses Zwiebelgewächs ein wenig dem Maiglöckchen. Allerdings ist Letzteres sehr giftig und sogar tödlich und verströmt beim Zerreiben keinen Knoblauchgeruch. Die Blüten unterscheiden sich deutlich: Das Maiglöckchen besitzt weiße Glöckchen. Die Blüten des Bärlauchs sind sternförmig mit sechs Blütenblättern.

VERBREITUNGSGEBIETE

Der Bärlauch liebt schattiges, kühles und feuchtes Unterholz mit nährstoffreichem und lockerem Boden. Er bildet oft große Horste. Er siedelt sich gerne an Bach- und Flussufern oder entlang von Waldwegen an. Bärlauch ist weit verbreitet und leicht zu finden.

ERNTE

Bereits zu Beginn des Frühjahrs ist es möglich, seine Blätter zu ernten. Die Blüten erscheinen zwischen April und Juni. Auch sie können gepflückt werden. Wissenswert: Selbst die Zwiebeln sind essbar, sie sind allerdings recht klein. Mit einer Pflanzschaufel können Sie sie leicht ausgraben. Ziehen Sie nicht an den Stängeln, denn diese brechen ab.

GESCHMACK UND NUTZUNG

Diese Pflanze ist reich an Mineralstoffen, vor allem Schwefelverbindungen, und Vitamin C. Geschmacklich erinnert sie an Knoblauch, ist aber viel milder. Sie kann roh oder gekocht verzehrt werden und eignet sich hervorragend für Pesto, Suppen, Salate, Reis, Nudeln, Fleisch oder Fisch.

VORSICHT IST BESSER ALS NACHSICHT!

Passen Sie beim Pflücken von Bärlauchblättern auf, dass Sie nicht versehentlich auch Maiglöckchen ernten. Beide Pflanzen können nebeneinander wachsen. Sie haben ähnliche Bedürfnisse und mögen den gleichen Boden.

REZEPT

Bärlauchpesto

–

ZUTATEN

FÜR 4 PERSONEN

100 g Bärlauchblätter • 50 g Pinienkerne • 1 Knoblauchzehe • 50 g geriebener Parmesan • 6 EL Olivenöl • Salz und Pfeffer aus der Mühle

ZUBEREITUNG

- Die Bärlauchblätter verlesen und waschen, dann abtropfen und auf Küchenpapier trocknen lassen.
- Die Pinienkerne in einer Pfanne ohne Fett leicht anrösten.
- Die Bärlauchblätter zusammen mit den Pinienkernen, dem Knoblauch, dem Parmesan und dem Olivenöl in einem Mixer pürieren, bis die Konsistenz einer – je nach Geschmack – mehr oder weniger cremigen Paste erreicht ist.
- Salzen, pfeffern und kühl stellen. Als Dip servieren.

Tipp

Die Blütenknospen des Bärlauchs können wie Kapern in Essig oder einer Salzlake eingelegt werden. Für die Essigmethode eignet sich Apfelessig hervorragend. Er verleiht dem Bärlauch einen milden Geschmack.

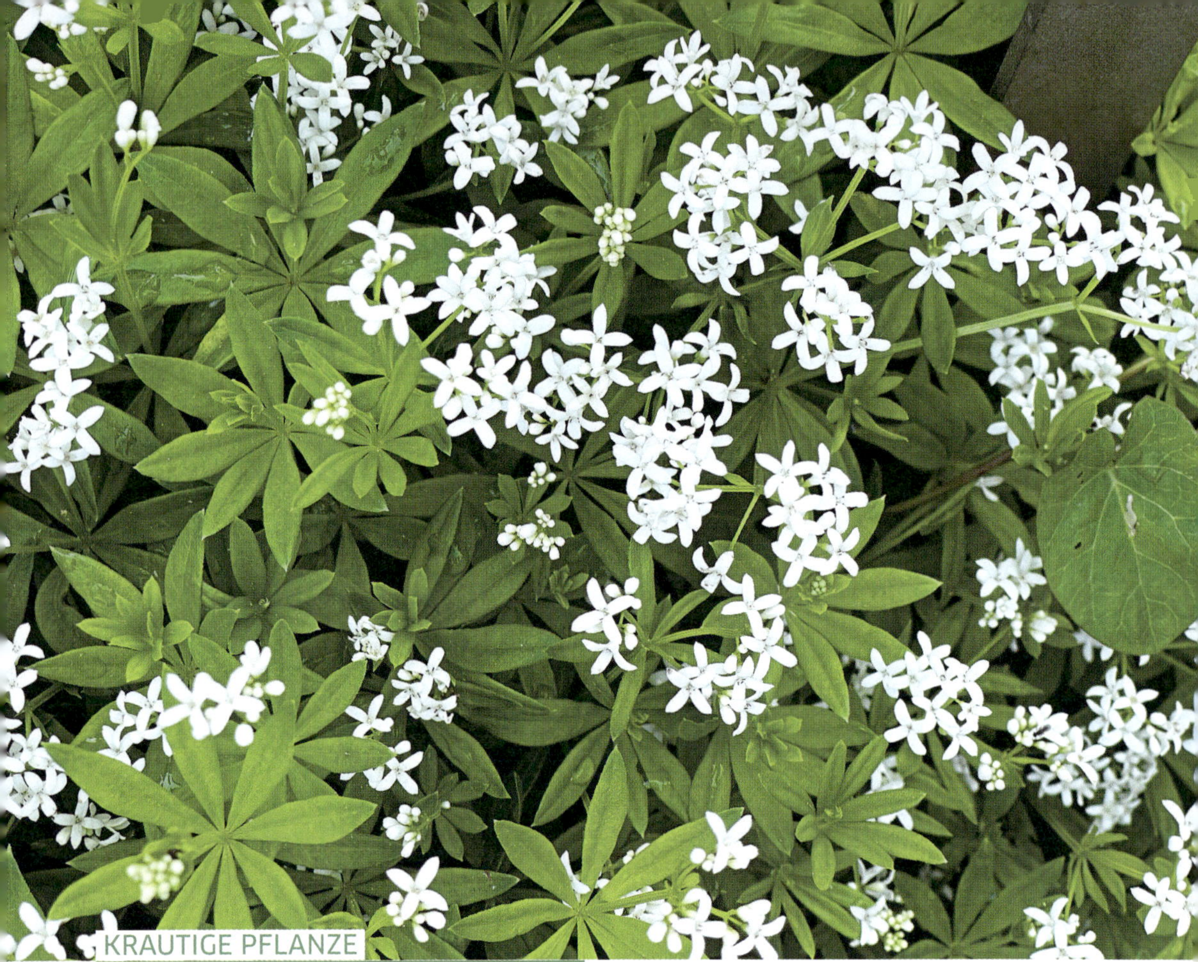

KRAUTIGE PFLANZE

WALDMEISTER

Der Waldmeister vermehrt sich über unterirdisch kriechende Rhizome. In Gegenden, in denen der Boden seinen Ansprüchen gerecht wird, können Sie beim Sammeln eine schöne Ausbeute machen.

Lateinischer Name: *Galium odoratum*
Familie: Rötegewächse
Andere Namen: Wohlriechendes Labkraut, Maienkraut, Waldmännlein, Herzensfreund, Waldmutterkraut

AUSSEHEN

Der Waldmeister erreicht eine Wuchshöhe von 10 bis 30 cm. Seine schmalen, dunkelgrünen Blätter sind in Scheinquirlen auf verschiedenen Ebenen rund um den vierkantigen Stängel angeordnet. Die weißen Blüten, die im Mai/Juni erscheinen, haben vier trichterförmig verwachsene Blütenblätter. Sie stehen gehäuft an der Spitze der Pflanze.

NICHT VERWECHSELN!

Der Waldmeister wird manchmal mit dem Klebkraut *(Galium aparine)* verwechselt. Diese Art, die als Jungpflanze essbar ist, hat ebenfalls weiße Blüten mit vier verwachsenen Blütenblättern. Diese fühlen sich jedoch klebrig an.

VERBREITUNGSGEBIETE

Der Waldmeister gedeiht im Unterholz, auf Lichtungen und am Waldrand. Er wächst meist in großen Gruppen. In Wäldern mit Buchenbestand ist er häufig zu finden.

ERNTE

Gepflückt wird im Frühjahr. Sammeln Sie junge Blätter und Blüten. Letztere sollten ganz zu Beginn der Blütezeit gepflückt werden, wenn die Knospen noch geschlossen sind oder gerade beginnen, sich zu öffnen. Der ideale Zeitpunkt hierfür ist in der Regel gegen Mai.

GESCHMACK UND NUTZUNG

Die Blätter und Blüten müssen vor der Verwendung getrocknet werden. Dann eignen sie sich ideal für Kräutertees mit Vanille- und Heuaroma, Nachspeisen oder alkoholische Getränke, wie die beliebte Maibowle. Wissenswert: Waldmeister wirkt krampflösend und beruhigend.

WENIGER IST MEHR!

Waldmeister enthält einen Inhaltsstoff, der beim Trocknen der Pflanze Cumarin bildet. In sehr hohen Dosen führt diese Substanz zu Kopfschmerzen sowie Schläfrigkeit und verursacht Magenbeschwerden. Übertreiben Sie es also nicht!

REZEPT

Waldmeisterschnaps

–

ZUTATEN

FÜR 2 FLASCHEN À 750 ML

1,5 l Kornbrand oder Wodka (37,5–40 %) • 60 g getrockneter Waldmeister • 150 g Rohrzucker • 20 ml Orangenlikör

ZUBEREITUNG

- Den Kornbrand oder Wodka in ein großes, hermetisch verschließbares Einweckglas füllen.
- Den getrockneten Waldmeister, den Rohrzucker und den Orangenlikör hinzufügen.
- Das Einweckglas verschließen und gut schütteln, um alles zu vermischen.
- An einem dunklen Ort 5 bis 6 Wochen lang ziehen lassen.
- Die Zubereitung filtern und in eine sterilisierte Flasche umfüllen.
- Gekühlt genießen – natürlich in Maßen!

Gut zu wissen

Waldmeisterblätter sollten an einem Ort getrocknet werden, der frei von Feuchtigkeit und gut belüftet ist. Verteilen Sie sie einfach auf Küchenpapier oder auf einem Tablett aus Weide. Die Blätter dürfen weder schwarz werden noch schimmeln.

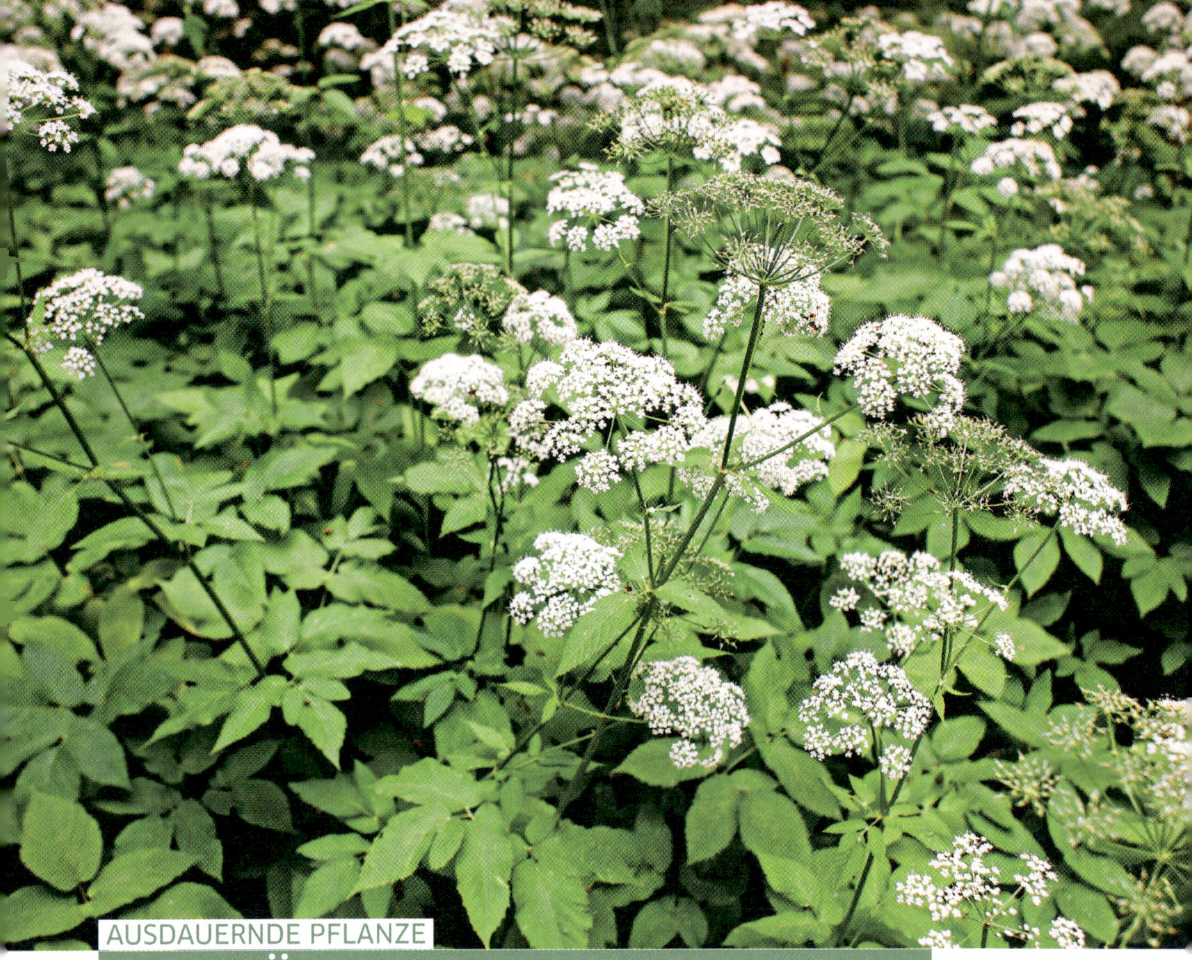

AUSDAUERNDE PFLANZE

GEWÖHNLICHER GIERSCH

Diese krautige Pflanze wurde früher angebaut, geriet nach und nach jedoch in Vergessenheit, bevor sie wieder an Bedeutung gewann – und zwar bei Sammlern und Gärtnern, die sich für alte Gemüsesorten interessieren und diese anbauen.

Lateinischer Name: *Aegopodium podagraria*
Familie: Doldenblütler
Andere Namen: Dreiblatt, Geißfuß, Ziegenkraut, Wiesenholler

AUSSEHEN

Die Blätter bestehen aus drei Fiederblättchen, die wiederum in drei Teile unterteilt sind. Sie besitzen einen gesägten Rand und haben eine ovale, länglich-spitz zulaufende Form. Die Blattstiele sind rillenförmig und sitzen an einem hohlen, gefurchten Stängel. Die kleinen weißen Blüten wachsen in Dolden und weisen fünf Blütenblätter auf. Sie haben kriechende Rhizome als Wurzeln. Die gesamte Pflanze ist unbehaart.

NICHT VERWECHSELN!

Zu der Familie der Doldenblütler gehören ein paar sehr giftige Arten, wie der Gefleckte Schierling (*Conium maculatum*) und die Hundspetersilie (*Aethusa cynapium*). Das Aussehen der Blätter dieser Pflanzen erinnert ein wenig an das Kraut von Karotten, verströmt aber nicht deren Duft.

VERBREITUNGSGEBIETE

Giersch bildet Kolonien, sodass Sie große Mengen abernten können, ohne Gefahr zu laufen, ihn am Fundort auszurotten. Sie finden ihn im Unterholz, auf Lichtungen und an Waldrändern mit nährstoffreichem Boden.

ERNTE

Am besten werden die Blätter im Frühling geerntet, von Pflanzen, die noch nicht geblüht haben. Je nach Region und Klima bilden sich die Blüten zwischen Mai und August. Wählen Sie junge Blätter: Sie sind zart und saftig.

GESCHMACK UND NUTZUNG

Der Geschmack von Giersch wird oft mit dem von Petersilie oder Sellerie verglichen. Die Blätter sind roh (in Salaten oder als Pesto) oder gekocht (als Beilagengemüse, in Suppen, Quiches oder Pasteten) genießbar. Die Pflanze ist reich an Proteinen und den Vitaminen A und C. Ihr wird nachgesagt, dass sie Gicht heilen kann.

HANDELT ES SICH UM UNKRAUT?

Giersch wuchert stark. Hat er sich auf einem Grundstück angesiedelt, ist es nicht leicht, ihn wieder loszuwerden.

REZEPT

Teigtaschen mit einer Füllung aus Giersch und Käse

–

ZUTATEN

FÜR 4 PERSONEN

250 g Gierschblätter • 4 oder 5 Stängel Schnittlauch • 15 g Butter • 2 Eier • 1 gehäufter EL Quark • 2 Ziegenfrischkäse (nicht zu groß) • 4 dünne Teigblätter (Brikteig, Filoteig oder Youfka) • etwas Öl • Salz und Pfeffer aus der Mühle

ZUBEREITUNG

- Den Backofen auf 180 °C vorheizen. Die Gierschblätter säubern und abtropfen lassen, dann grob hacken. Den Schnittlauch ebenfalls hacken.
- Die Butter in einer Pfanne erhitzen, den Giersch hinzugeben und einige Minuten lang zusammenfallen lassen.
- Die Eier in einer Rührschüssel verquirlen und den Quark, den Ziegenkäse, den Giersch und den Schnittlauch unterrühren. Salzen, pfeffern und gut mischen.
- Auf einem flachen Teller ein Blatt Brikteig auslegen und mit einem Küchenpinsel etwas Öl auftragen, um es aufzuweichen.
- Die Füllung mittig auf den Teig geben und die Ränder des Brikblattes anheben, sodass eine Beutelform entsteht. Mit Küchengarn verschließen.
- Ebenso mit den anderen Brikteigblättern verfahren.
- Ein Backblech mit Backpapier auslegen. Die Teigtaschen darauf verteilen und etwa 15 Minuten lang backen, bis sie goldbraun sind. Vor dem Servieren das Küchengarn entfernen.

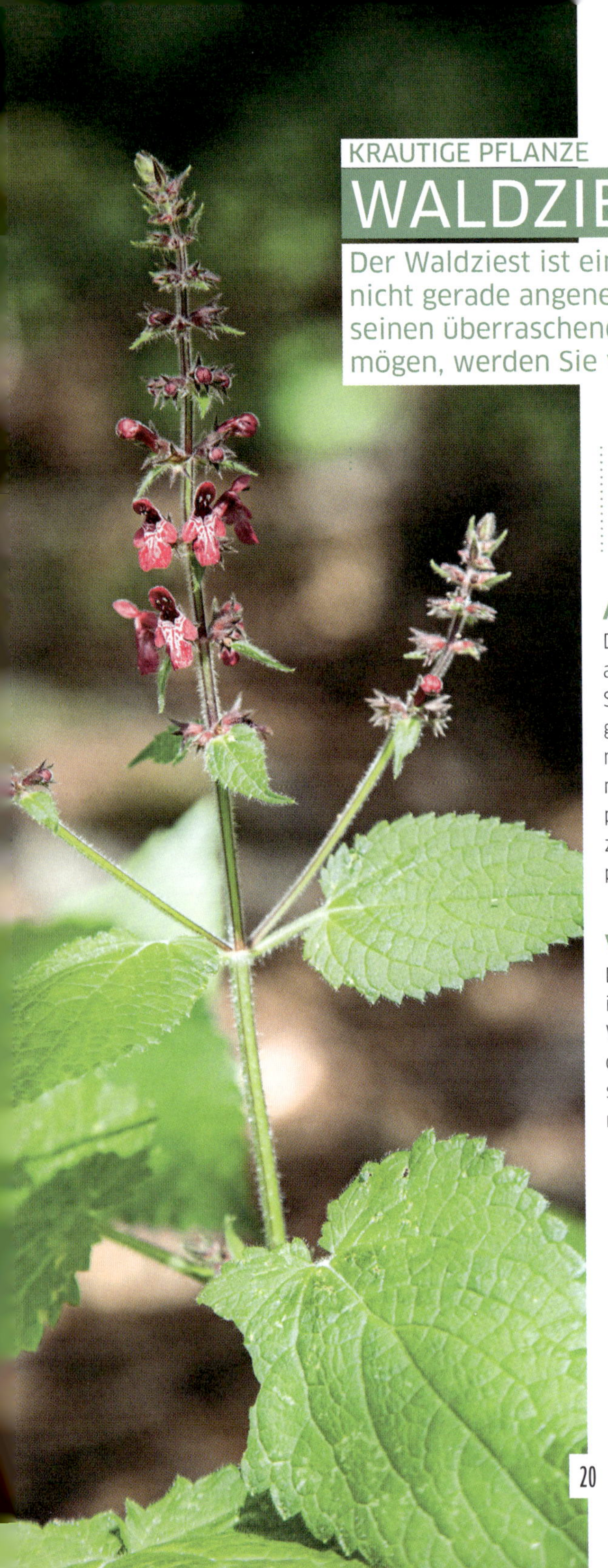

KRAUTIGE PFLANZE

WALDZIEST

Der Waldziest ist eine Rhizompflanze. Er riecht nicht gerade angenehm, punktet jedoch durch seinen überraschenden Geschmack. Wenn Sie Pilze mögen, werden Sie vom Ziest begeistert sein.

Lateinischer Name: *Stachys sylvatica*
Familie: Lippenblütler
Andere Namen: Waldnessel, Krötennessel, Stinkblatt, Bockkraut

AUSSEHEN

Diese ausdauernde Pflanze ist behaart und besitzt aufrechte Stängel mit vierkantigem Querschnitt. Sie wird bis zu 80 cm hoch. Ihre dunkelgrünen, gezähnten, länglich-herzförmigen Blätter erinnern an die der Brennnessel, allerdings brennen sie nicht. Die Blüten des Waldziests gruppieren sich in den Blattachseln. Sie bilden sich zwischen Juni und August, zeigen eine schöne purpurrosa Farbe und sind weiß geädert.

VERBREITUNGSGEBIETE

Der Waldziest ist häufig anzutreffen. Sie finden ihn im kühlen Unterholz, auf Lichtungen sowie am Wald- und Wegesrand, an Ufern von Wasserläufen oder an Böschungen. Er mag schattige oder halbschattige Standorte und fühlt sich auf humusreichen Böden wohl.

ÄHNLICHE PFLANZEN

Der Knollenziest *(Stachys affinis)* ist ein Gemüse, das wegen seiner köstlichen Wurzeln angebaut wird. Es gehört zur selben Gattung wie der Waldziest. Knollenziest wird manchmal auch als Chinesische Artischocke oder Knollenkartoffel bezeichnet.

ERNTE

Waldziest lässt sich vom Frühjahr (ca. April/Mai) bis in den Herbst (Oktober/November) pflücken. Wie bei vielen anderen Wildpflanzen auch sind die jungen Blätter die für die Ernte interessantesten Teile. Da der Waldziest in Gruppen wächst, ist eine reiche Ernte garantiert.

GESCHMACK UND NUTZUNG

Beim Zerreiben verströmt diese Pflanze zunächst einen leicht unangenehmen Geruch. Wer sich traut und tief einatmet, nimmt ein Pilzaroma wahr. Beim Kochen setzt sich dieses angenehme Pilzaroma auch geschmacklich durch. Waldziest wird in der Regel in Suppen, Kraftbrühen, Pasteten oder Aufläufen genutzt.

SUMPFZIEST

Diese Ziestart *(Stachys palustris)* besitzt essbare Blätter, die länglicher und weniger gezähnt sind. Beim Zerreiben verströmt die Pflanze einen nur leichten Geruch. Wie der Name schon andeutet, fühlt sie sich an feuchten Standorten wohl.

REZEPT

Waldziestsuppe

–

ZUTATEN

FÜR 4 PERSONEN

600 g Waldziestblätter • 30 g Butter • 1,2 l Gemüsebrühe • 1 EL Mehl • 2 EL Crème fraîche • Salz und Pfeffer aus der Mühle

ZUBEREITUNG

- Die Blätter des Waldziests waschen und mit der Butter in einem Topf garen, bis sie zusammengefallen sind.
- Die Gemüsebrühe und das Mehl hinzugeben, salzen und pfeffern. Dann umrühren und zum Kochen bringen.
- Den Herd abstellen und die Zubereitung etwa 15 Minuten ziehen lassen. Mit der Crème fraîche vermischen.
- Die Zubereitung durch ein feinmaschiges Sieb abgießen, die Brühe zurück in den Topf geben und mit Salz und Pfeffer abschmecken.
- Die Suppe etwa 15 Minuten lang aufwärmen.
- Mit gerösteten Knoblauchbrot-Croûtons servieren.

Weitere Ideen

Aus den jungen Trieben lassen sich hervorragend gemischte Salate zubereiten (z.B. mit Räucherlachs, Feta und einer weißen Soße). Fein gehackt eignen sie sich auch gut zum Verfeinern von Nudeln.

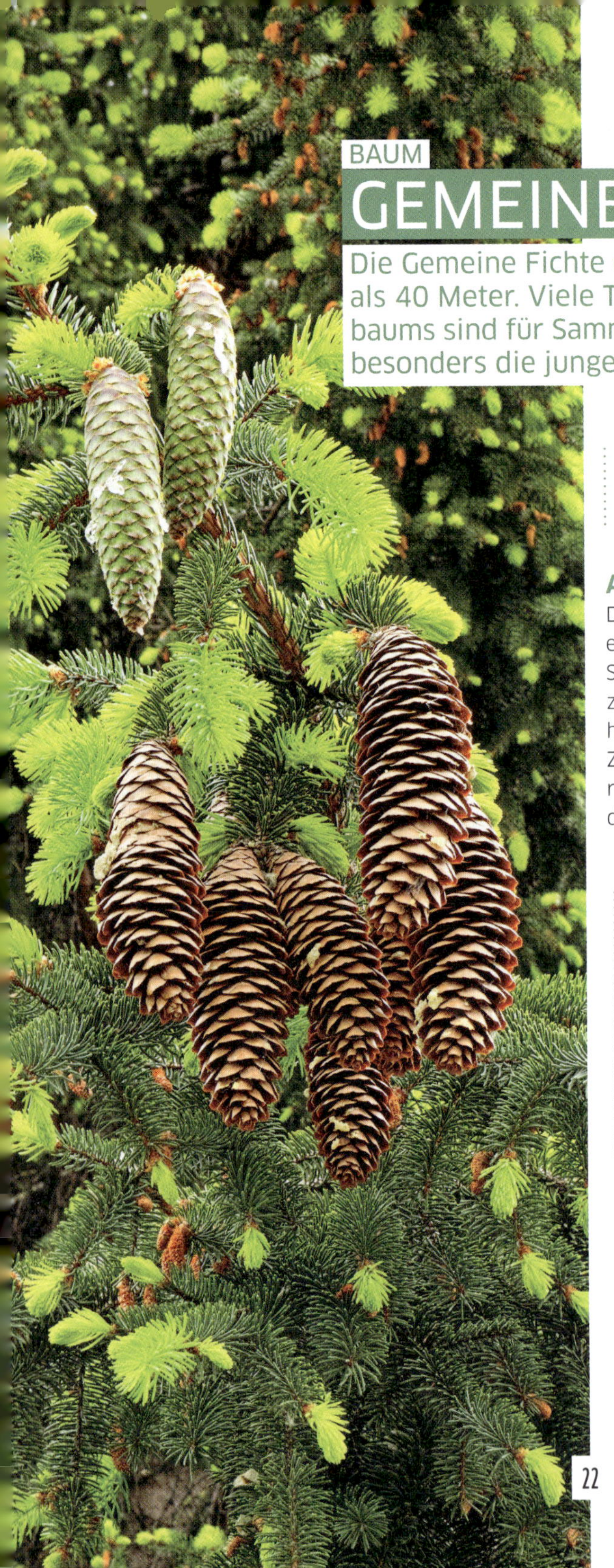

BAUM

GEMEINE FICHTE

Die Gemeine Fichte erreicht Wuchshöhen von mehr als 40 Meter. Viele Teile dieses imposanten Nadelbaums sind für Sammler hochwertige Nahrungsquellen, besonders die jungen Triebe.

Lateinischer Name: *Picea abies*
Familie: Kieferngewächse
Andere Namen: Bachtanne, Feichte, Rottanne

AUSSEHEN

Der Baum hat eine kegelförmige Silhouette und einen sehr geraden Stamm mit braunroter Rinde. Seine Äste sind leicht bogenförmig. Seine spitzen Nadeln sind bürstenartig um die Zweige herum angeordnet. Männliche und weibliche Zapfen entwickeln sich am selben Baum. Sie ragen nicht nach oben, wie bei der Tanne, sondern hängen nach unten.

VERWECHSLUNGEN VERMEIDEN

Eine Verwechslung einer Fichte oder Tanne mit der Europäischen Eibe *(Taxus baccata)* ist sehr unwahrscheinlich. Seien Sie dennoch auf der Hut! Die Nadeln dieses harzlosen Baums enthalten ein tödliches Gift. Sie wachsen spiralförmig um die Zweige herum und verströmen beim Zerreiben keinen angenehmen Geruch.

VERBREITUNGSGEBIETE

Ursprünglich stammt die Gemeine Fichte aus dem Gebirge. Sie ist in den Alpen und in höheren Mittelgebirgen beheimatet, wie dem Schwarzwald und dem Bayerischen Wald. Allerdings wurde sie vielerorts wegen ihres Holzes oder als Zierbaum angepflanzt.

ERNTE

Geschmacklich sind die jungen Triebe besonders zu empfehlen. Sie bilden sich im späten Frühjahr gegen Mai/Juni und sind hellgrün. Sie lassen sich leicht von den Enden der Zweige an den unteren Ästen eines Baumes abpflücken.

GESCHMACK UND NUTZUNG

Die jungen Triebe sind reich an Vitamin C und Limonen, einem Stoff aus der Gruppe der Terpene, der auch in der Zitrone vorkommt. Sie haben einen säuerlichen Geschmack. Man kann sie zu Likör, Sirup und Bonbons weiterverarbeiten. Fichtentriebe eignen sich jedoch auch zum Verfeinern von Gebäck, Salaten, Suppen oder Fischgerichten.

REZEPT

Fichtenspitzensirup

–

ZUTATEN

FÜR EINE 750-ML-FLASCHE

500 g junge Fichtenspitzen · 1 l Wasser · 500 g Zucker · Saft einer halben Zitrone

ZUBEREITUNG

- Die jungen Fichtenspitzen verlesen, waschen und in einem Topf mit dem Wasser und dem Zucker zum Kochen bringen. Dabei gelegentlich umrühren.
- Den Topf abdecken und vom Herd nehmen. Über Nacht ruhen lassen.
- Die Zubereitung am nächsten Tag filtern, den Zitronensaft hinzufügen und umrühren. Dann bei schwacher Hitze sirupartig einkochen lassen.
- Den Sirup in eine sterilisierte Flasche füllen.

Haben Sie schon Tanne probiert?

Junge Tannentriebe sind ebenfalls essbar und können auf die gleiche Weise verarbeitet werden

Gut zu wissen

Zum Sterilisieren von Gläsern und Glasflaschen in kochendem Wasser oder mit Dampf gibt es eine Reihe mehr oder weniger technisch ausgeklügelter Geräte. Wenn Sie diese nicht regelmäßig benötigen, reicht auch ein großer Kochtopf.

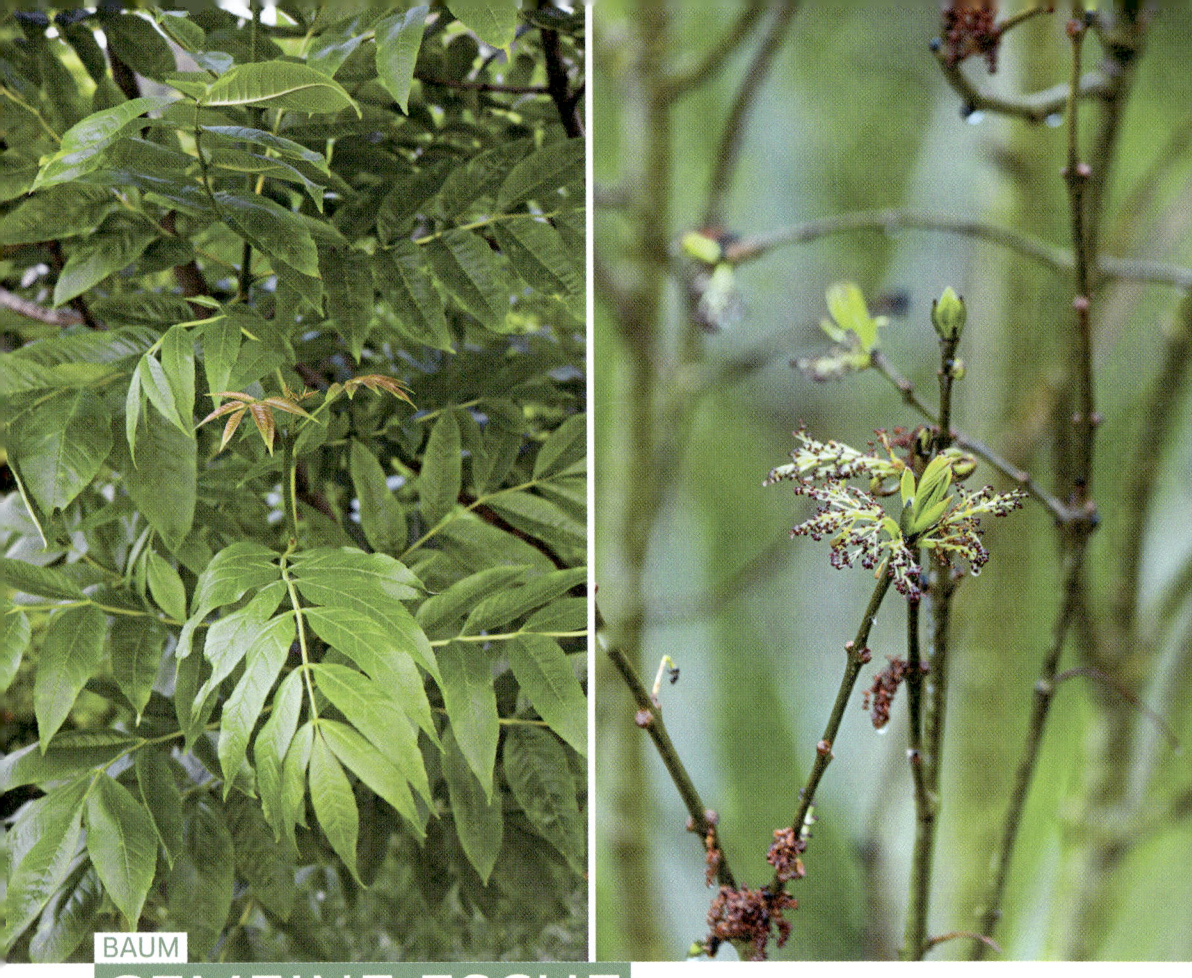

BAUM

GEMEINE ESCHE

Die Gemeine Esche ist ein laubabwerfender Baum. Ihre Blätter bilden sich erst im späten Frühjahr, nach ihren Blüten. Eine weitere Besonderheit: Die Blüte findet nur an Bäumen statt, die mindestens dreißig bis vierzig Jahre alt sind.

Lateinischer Name: *Fraxinus excelsior*
Familie: Ölbaumgewächse
Andere Namen: Gewöhnliche Esche, Hohe Esche, Hochesche

AUSSEHEN

Die Gemeine Esche erreicht Wuchshöhen von bis zu 40 m. Ihre Blätter bestehen aus 7 bis 13 gesägten, länglich-ovalen Fiederblättern, die spitz zulaufen. Die gegen April/Mai erscheinenden violetten männlichen und weiblichen Blüten können am gleichen Baum oder an verschiedenen Bäumen wachsen. Seine Flügelnüsse (trockene Früchte mit häutigem Flügel) sind traubenförmig hängend angeordnet. Sie werden im September/Oktober reif.

EINE ESCHE IM WINTER ERKENNEN

In der kalten Jahreszeit verliert der Baum seine Blätter. Sie können ihn dennoch leicht an seinen charakteristischen Knospen erkennen: Sie sind pyramidenförmig und samtschwarz.

VERBREITUNGSGEBIETE

Dieser Baum wächst nicht nur in Eschenwäldern. Er ist auch in gemischten Laubwäldern, an Waldrändern und in ländlichen Gebieten anzutreffen. Er liebt sonnige Standorte und die Nähe zu Wasser.

ERNTE

Im Unterholz und in Hecken sind manchmal mittelgroße Eschen zu finden, deren Blätter in Reichweite sind. Lassen Sie sich diese Erntegelegenheit nicht entgehen! Wählen Sie die jüngsten Exemplare, da sie noch zart sind.

GESCHMACK UND NUTZUNG

Die jungen Blätter der Esche eignen sich zum Verfeinern von Salaten, aber auch für Kräutertees und ein leicht alkoholisches, aus Frankreich stammendes Getränk: die Frênette. Wissenswert: Die Esche wird auch als Heilpflanze verwendet. Sie kommt unter anderem bei Arthrose und zur Linderung von Gichtanfällen zum Einsatz.

REZEPT

Klassische Frênette

–

ZUTATEN

FÜR 35 FLASCHEN À 1 L

35 l Wasser • 100 g Eschenblätter • 1 Glas Zichorienkaffeepulver • 1 kg Zucker • Bierhefe (28 g)

ZUBEREITUNG

- In einem Topf 2 Liter Wasser zum Kochen bringen.
- Die Eschenblätter und das Zichorienkaffeepulver dazugeben, den Topf vom Herd nehmen und den Aufguss zugedeckt mindestens 2 Stunden ziehen lassen.
- Den Aufguss durch ein Sieb filtern, sodass nur die Flüssigkeit zurückbleibt.
- Den Zucker in 5 Litern lauwarmem Wasser auflösen und die Hefe hinzugeben.
- Das restliche Wasser in einen Krug oder Gärbottich gießen, den Aufguss aus Eschenblättern und Zichorie und dann den Zuckersirup mit der Hefe hinzugeben.
- Die Mischung gut umrühren, den Behälter mit einem sauberen Tuch bedecken (er darf nicht luftdicht verschlossen sein) und mindestens 8 Tage lang fermentieren lassen. Schließlich filtern und in Flaschen abfüllen.

Gut zu wissen

Beim Fermentieren entstehen Gase. Damit sich die Flaschen nicht von selbst öffnen, benötigen Sie die richtigen Verschlüsse. Sollten die Eschenblätter mit Honigtau bedeckt sein (einer klebrigen, zuckerhaltigen Substanz, die von Blattläusen ausgeschieden wird), entfernen Sie diesen nicht. Er verleiht Ihrem Getränk mehr Geschmack.

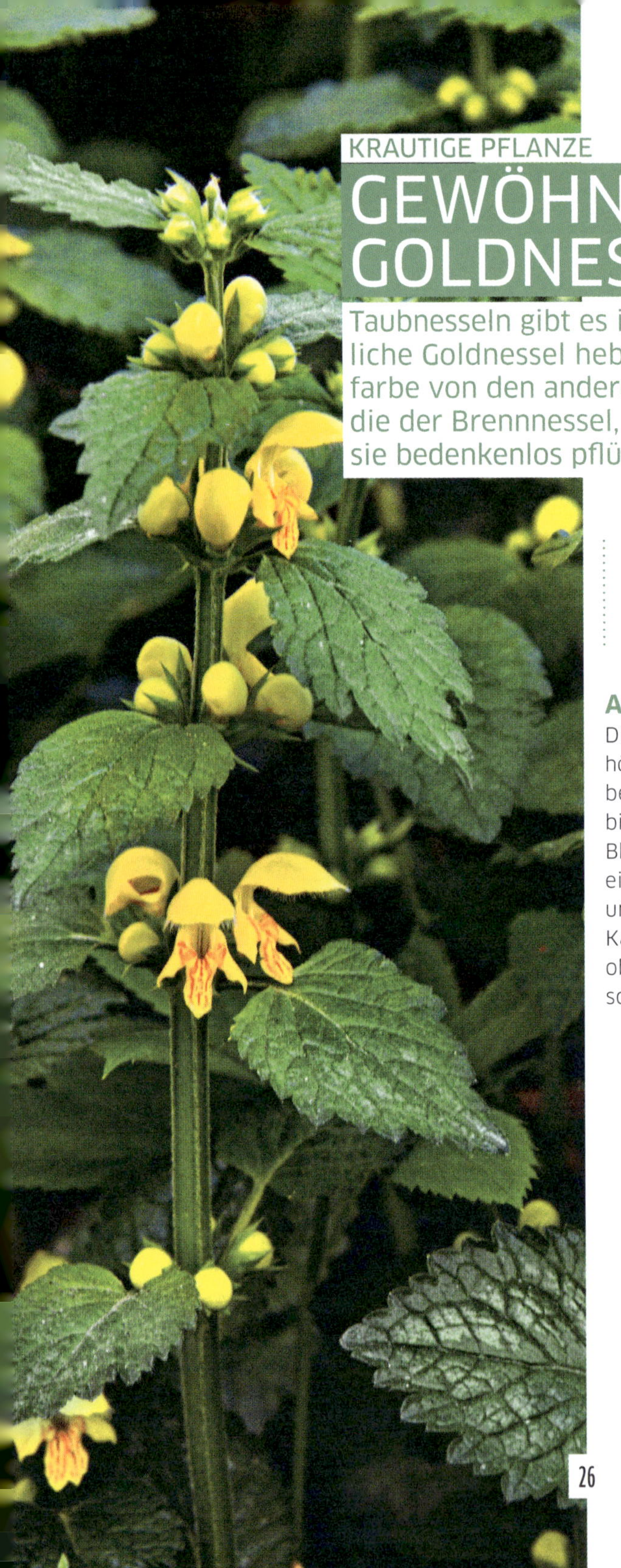

KRAUTIGE PFLANZE

GEWÖHNLICHE GOLDNESSEL

Taubnesseln gibt es in Hülle und Fülle. Die Gewöhnliche Goldnessel hebt sich jedoch durch ihre Blütenfarbe von den anderen ab. Ihre Blätter erinnern an die der Brennnessel, brennen jedoch nicht. Sie können sie bedenkenlos pflücken.

Lateinischer Name: *Lamium galeobdolon*
Familie: Lippenblütler
Andere Namen: Goldtaubnessel, Goldnessel, Gelbe Taubnessel

AUSSEHEN

Die Gewöhnliche Goldnessel erreicht eine Wuchshöhe von 20 bis 60 cm. Sie ist leicht behaart und besitzt einen vierkantigen Stängel, der Ableger bildet. So kann sie sich schnell ausbreiten. Ihre Blätter sind dunkelgrün und gezähnt. Sie besitzen eine längliche Herzform. Die Blüten sind gelb und orange und sehen aus, als trügen sie eine Kapuze. Sie bilden einen dichten Blütenstand im oberen Teil der Pflanze. Die Blütezeit liegt zwischen April und Juni.

ANDERE TAUBNESSELN

Es gibt noch weitere Taubnesseln, die Sie pflücken können: die Weiße Taubnessel *(Lamium album)*, die Purpurrote Taubnessel *(Lamium purpureum)* und die Gefleckte Taubnessel *(Lamium maculatum)*. All diese Arten ähneln der Goldnessel, sie unterscheiden sich lediglich in der Blütenfarbe.

VERBREITUNGSGEBIETE

Die Goldnessel mag frisches Unterholz, Waldränder, Lichtungen und Hecken. Sie ist oft in Gebieten zu finden, in denen auch Waldziest (siehe S. 20/21), Gundermann (siehe S. 30/31) und die Große Brennnessel (siehe S. 32/33) vorkommen. Sie mag halbschattige Standorte.

ERNTE

Die gesamte Pflanze ist essbar. Wildpflanzen-Gourmets sammeln vor allem Blätter und Blüten. Sie können die Gewöhnliche Goldnessel ohne Bedenken in großen Mengen ernten.

GESCHMACK UND NUTZUNG

Die Blätter lassen sich roh oder gekocht verzehren. Sie haben zwar einen ungewöhnlichen Geruch, ihr Geschmack ist jedoch eher mild. Nutzen Sie frische Blüten für Salate und heben Sie getrocknete Blüten für Kräutertees auf. Ihr leicht süßlicher Geschmack ist sehr angenehm. Die Gewöhnliche Goldnessel ist nicht nur ein köstliches Nahrungsmittel, sie ist auch als Heilmittel bekannt. Sie hat entzündungshemmende und entschlackende Eigenschaften.

REZEPT

Goldnessel-Quinoa

ZUTATEN

FÜR 4 PERSONEN

250 g Blätter der Gewöhnlichen Goldnessel • 1 Zwiebel • 1 Knoblauchzehe • 1 EL Olivenöl • 250 g Quinoa • 350 ml Hühnerbrühe • Salz und Pfeffer aus der Mühle

ZUBEREITUNG

- Die Goldnesselblätter waschen und hacken. Die Zwiebel und den Knoblauch schälen und zerkleinern.
- Das Olivenöl in einem Topf erhitzen und den Knoblauch und die Zwiebel leicht darin anbraten.
- Zuerst die Quinoa in einem feinmaschigen Sieb abspülen und hinzufügen, dann die Hühnerbrühe zugeben. Salzen, pfeffern und umrühren.
- Den Topf abdecken und die Zubereitung 15 Minuten lang bei niedriger Hitze köcheln lassen. Gelegentlich umrühren.
- Den Topf vom Herd nehmen und die gehackte Goldnessel einrühren. Etwa 10 Minuten zugedeckt ruhen lassen, damit die Quinoa quellen kann.
- Das Gericht wieder aufwärmen, falls nötig nachwürzen und servieren.

Eine einfache Erklärung!

Die Gewöhnliche Goldnessel trägt den lateinischen Namen *Lamium galeobdolon*. „*Galeobdolon*" bedeutet „Wieselgestank". Aber warum? Beim Zerreiben der Pflanze verströmen die Blätter einen ungewöhnlichen Geruch, der nicht jedermanns Sache ist.

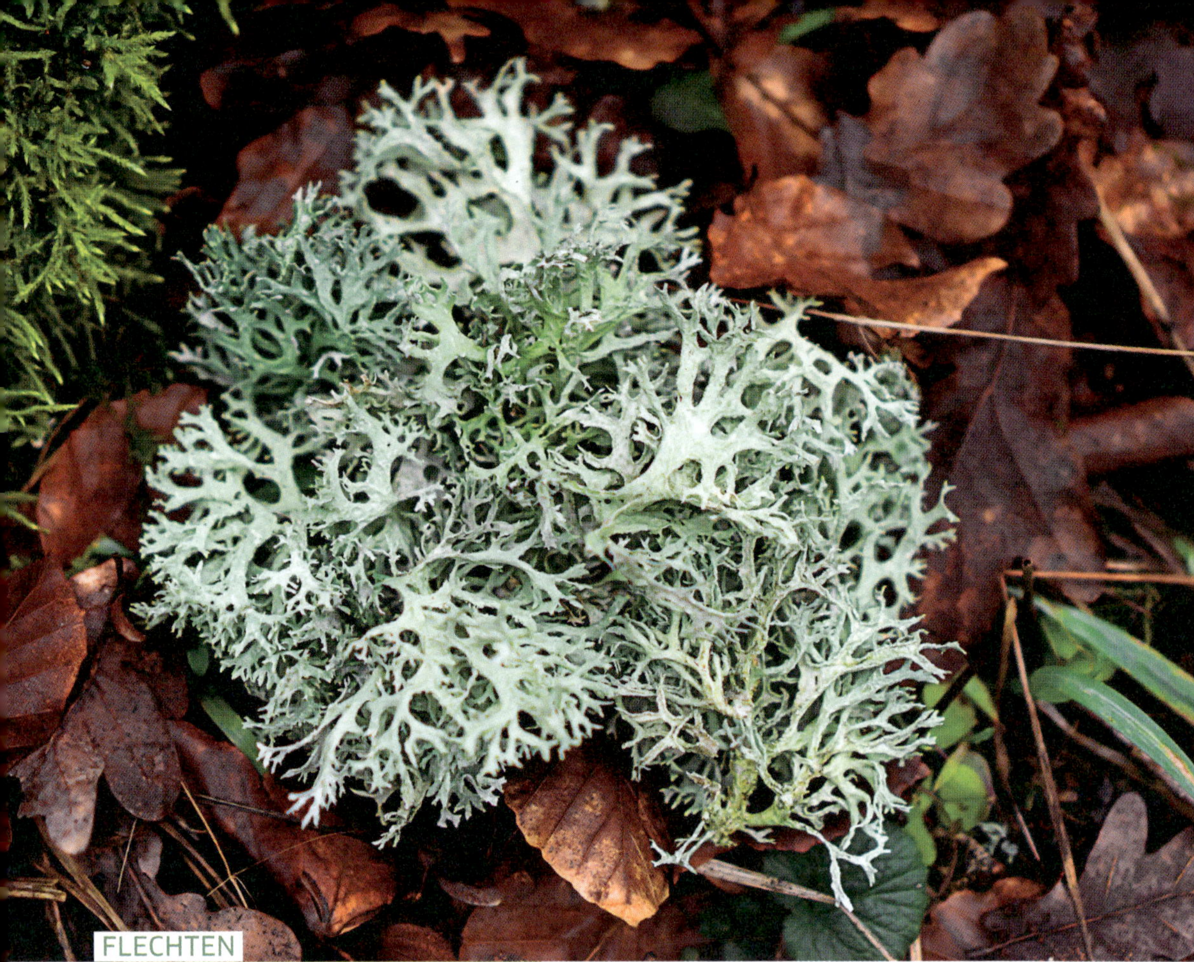

FLECHTEN

EICHENMOOS

Nur wenige Sammler interessieren sich für Flechten. Dabei sind einige Arten durchaus essbar. Das gilt zum Beispiel für das Eichenmoos. Schon unsere prähistorischen Vorfahren haben es gegessen. Probieren Sie es doch einfach mal aus!

Lateinischer Name: *Evernia prunastri*
Familie: Parmeliaceae
Andere Namen: Echte Pflaumenflechte

AUSSEHEN

Diese Art gehört zu den Strauchflechten – sie ist strauchartig verzweigt. Ähnlich wie Algen bildet sie keine Blätter, sondern Thalli. Sie haben die Form von kleinen, mehr oder weniger hängenden, verzweigten Ästchen. Ihre Oberseite ist grünlich-grau und die Unterseite weißlich-grau. Sie ist 2 bis 6 cm lang und 2 bis 4 cm breit.

VERBREITUNGSGEBIETE

Diese Flechte ist weit verbreitet. Sie ist vor allem auf der Rinde rissiger Baumstämme von Nadel- und Laubbäumen zu finden – insbesondere von Eichen. Im Gegensatz zu anderen Arten wächst sie nur selten auf Gestein.

ERNTE

Diese Art wird normalerweise im Frühling und Winter geerntet, Sie können sie allerdings auch zu anderen Jahreszeiten finden. Wählen Sie gut entwickelte Exemplare, die nicht verkümmert sind, und ernten Sie sie fernab von Verschmutzungsquellen, wie Straßenrändern oder Fabriken.

NICHT ALLE FLECHTEN SIND ESSBAR!

Manche Flechten sind giftig, vor allem gelbe und orangefarbene. Bei diesen Arten müssen Sie aufpassen: Die Wolfsflechte *Letharia vulpina* besitzt einen gelblichen bis grünlichen, verzweigten Thallus. *Vulpacida pinastri* weist einen grünlichen, gelbgrünen oder gelben blattförmigen Thallus auf.

GESCHMACK UND NUTZUNG

Der Geschmack von Eichenmoos ist holzig, erdig und hat ein Pilzaroma. Das Moos kann zur Zubereitung von Suppen, Brühen und Tees oder zum Verfeinern von Omeletts, Kartoffeln, Fleisch oder Fisch verwendet werden. Wer den Thallus trocknet und zerstößt, erhält ein schmackhaftes Gewürz.

REZEPT

Zwiebel-Flechten-Suppe

ZUTATEN

FÜR 2 PERSONEN

1 handtellergroße Menge Eichenmoos • 1 TL Natron • ½ Zwiebel • 15 g Butter • 1 l Wasser • 1 Päckchen Zwiebelsuppe • Salz und Pfeffer aus der Mühle

ZUBEREITUNG

- Die Flechten verlesen, waschen und zusammen mit dem Natron in einen Topf mit Wasser geben. Die Mischung umrühren und über Nacht einweichen lassen. Am nächsten Tag die Flechten in mehreren Durchgängen mit Wasser abspülen.
- Die halbe Zwiebel schälen und hacken. Den Topf reinigen, die Butter hineingeben und erhitzen und die Zwiebel darin goldbraun anbraten. 1 Liter Wasser und die in kleine Stücke geschnittenen Flechten hinzufügen. Zum Kochen bringen und etwa 15 Minuten köcheln lassen.
- Den Inhalt des Suppenpäckchens einrühren und die Zubereitung unter gelegentlichem Rühren so lange kochen, wie es auf der Verpackung angegeben ist. Das Gericht bei Bedarf mit Salz und Pfeffer abschmecken.

Schon gewusst?

Flechten zählen zu den Pilzen (Fungi). Sie sind also keine Pflanzen, sondern mit Pilzen verwandte Organismen. Sie sind auch mit Algen verwandt. In Deutschland gibt es ungefähr 2000 Flechtenarten.

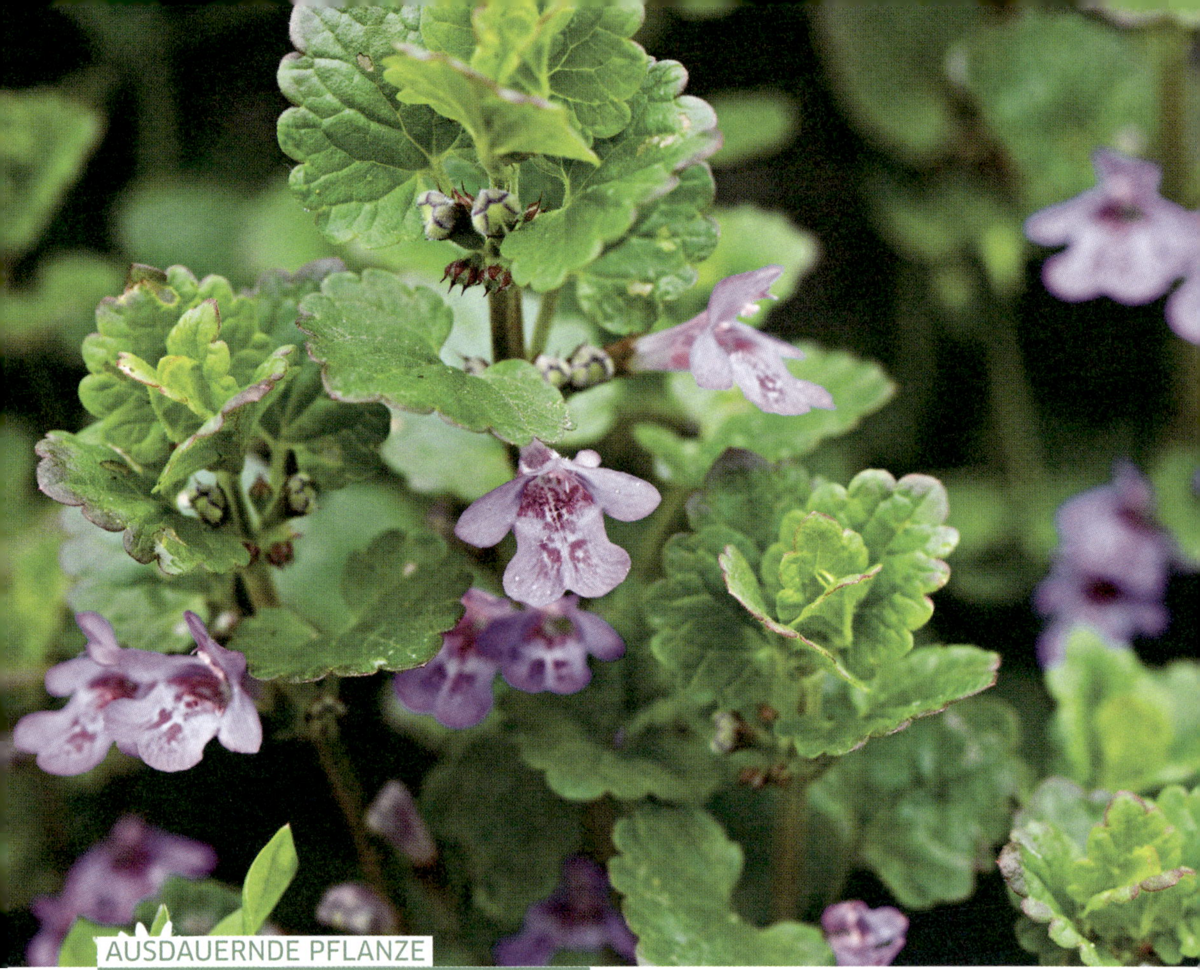

AUSDAUERNDE PFLANZE

GUNDERMANN

Diese krautige Pflanze mit kriechenden Stängeln wird auch Erdefeu genannt. Sie hat jedoch nichts mit dem giftigen Kletterefeu *(Hedera helix)* zu tun. Bis auf den ähnlichen Namen haben sie keine Gemeinsamkeiten.

Lateinischer Name: *Glechoma hederacea*
Familie: Lippenblütler
Andere Namen: Erdefeu, Echt-Gundelrebe, Gundelrebe

AUSSEHEN

Seine dunkelgrünen glänzenden Blätter sind kreuzgegenständig angeordnet und abgerundet. Sie haben einen langen Stiel, eine Einkerbung an der Basis und einen eingekerbten Rand. Zwischen April und Juni entwickelt der Gundermann violette Blüten, die purpurfarben gefleckt sind. Sie stehen gruppiert in den Blattachseln und besitzen eine röhrenförmige Krone, die in Lippen endet. Beim Zerreiben verströmt die leicht behaarte Pflanze einen humusartigen Duft mit zitronigen und minzigen Untertönen.

VERBREITUNGSGEBIETE

Gundermann gedeiht an schattigen und kühlen Standorten. Er bildet mitunter sehr dichte Teppiche im Unterholz, auf Lichtungen und am Waldrand, aber auch an Hecken und in feuchten Gräben. Gundermann kann ein Stück Land besiedeln, indem er, ähnlich wie die Walderdbeere (siehe S. 46/47), Ausläufer bildet. Diese breiten sich kriechend aus und entwickeln Wurzeln.

ERNTE

Mehrere Pflanzenteile sind von kulinarischer Bedeutung. Die Blätter können praktisch das ganze Jahr über geerntet werden. Die Blüten werden im späten Frühjahr oder im Frühsommer gepflückt.

GESCHMACK UND NUTZUNG

Mit den Blättern können Salate, Suppen, Käse, Soßen und Nachspeisen verfeinert werden. Die Blüten dienen hauptsächlich zur Dekoration von Gerichten und zur Zubereitung von Kräutertees. Die Pflanze besitzt die Inhaltsstoffe Tannin, Vitamin C, Cholin und eine geringe Menge an Pinocamphon.

PINOCAMPHON

In großen Mengen ist diese Substanz, die auch im Absinth zu finden ist, giftig. Sie wirkt auf das Nervensystem. Daher sollte Gundermann nur in Maßen konsumiert werden. Für Tee empfiehlt der Botaniker Paul-Victor Fournier (1877–1964) 25 g getrocknete Blüten pro Liter Wasser. Er rät, nicht mehr als drei bis vier Tassen pro Tag zu trinken.

Forellen mit Brocciu-Gundermann-Füllung

–

ZUTATEN

FÜR 4 PERSONEN

4 Bachforellen à ca. 200 g • 70 g Mehl • 120 g Brocciu-Käse aus Korsika • 1 Ei • 40 g Gundermannblätter • 2 EL Olivenöl • Saft einer Zitrone • Salz und Pfeffer aus der Mühle

ZUBEREITUNG

- Die Forellen ausnehmen, säubern und mit einem sauberen Tuch trocknen. Dann in Mehl wenden.
- Den Brocciu mit einer Gabel in einer Schüssel zerdrücken, das Ei und die gehackten Gundermannblätter hinzugeben, salzen und pfeffern. Dann alles gut verrühren, bis eine homogene Masse entsteht.
- Die Fische mit der Brocciu-Mischung füllen und bei mittlerer Hitze 15 Minuten lang in einer Pfanne mit Olivenöl braten. Nach der Hälfte der Zeit wenden.
- Die Forellen vor dem Servieren mit Zitronensaft beträufeln.

Probieren Sie es aus!

Anstelle des korsischen Brocciu kann auch ein anderer Frischkäse aus Schafs- oder Ziegenmilch verwendet werden.

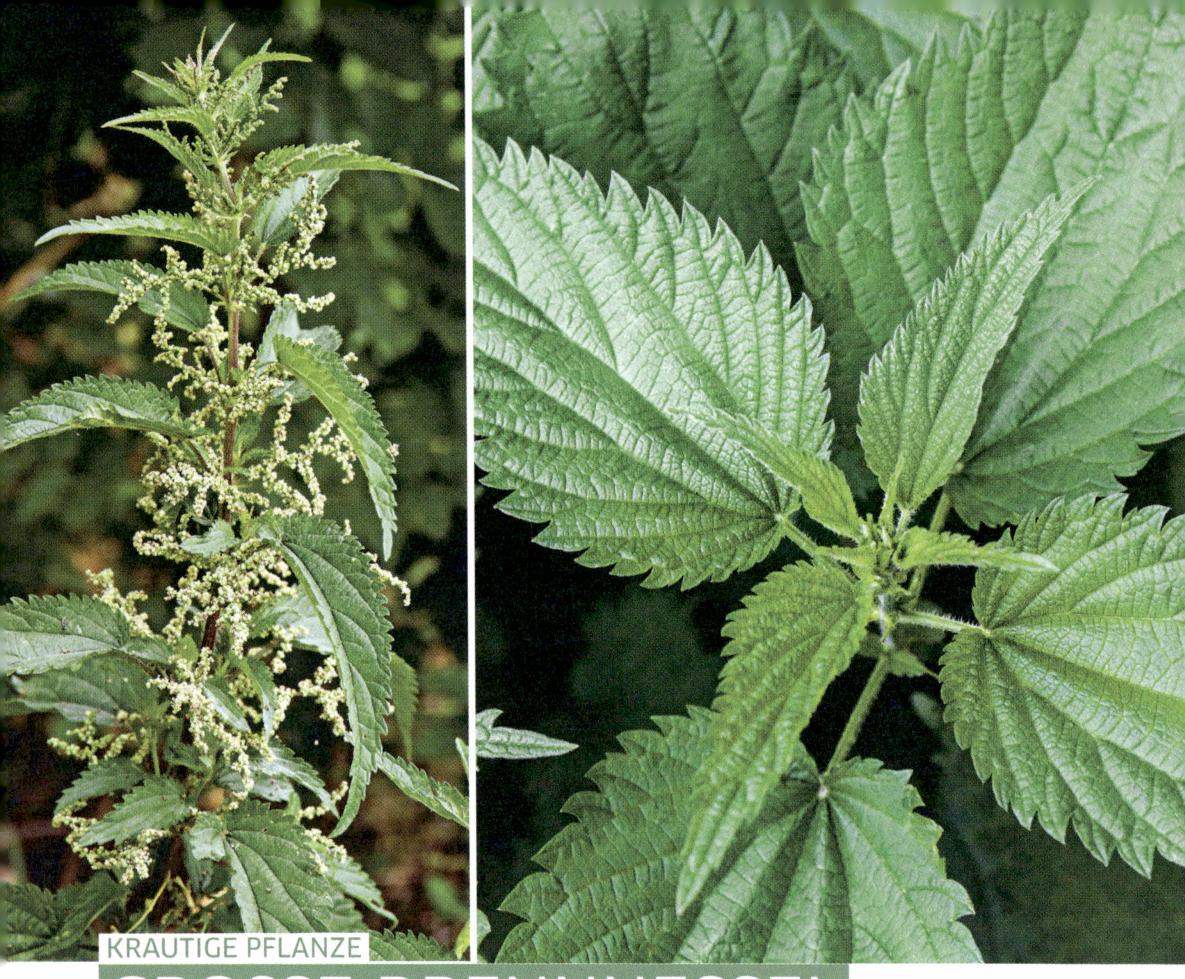

KRAUTIGE PFLANZE

GROSSE BRENNNESSEL

Diese ausdauernde Pflanze ist bei Wildpflanzen-Feinschmeckern wohlbekannt. Sie ist nicht nur reichlich vorhanden, sondern gehört auch zu den leicht erkennbaren Arten. Verwechslungen können nur mit anderen Brennnesselarten auftreten – die alle essbar sind.

Lateinischer Name: *Urtica dioica*
Familie: Brennnesselgewächse
Andere Namen: Donnernettl, Hanfnessel, Haarnessel, Zingel

AUSSEHEN

Die Große Brennnessel kann Wuchshöhen von bis zu einem Meter oder sogar noch höher erreichen. Ihre dunkelgrünen Blätter haben gezähnte Ränder und eine längliche Herzform. Alle oberirdischen Teile der Pflanze besitzen Brennhaare. Diese bestehen überwiegend aus Kieselsäure. Bei der geringsten Berührung dringen sie in die

Haut ein, brechen ab und setzen eine chemische Substanz frei, die zu Reizungen führt. Die kleinen grünlichen Blüten hängen in schlanken Rispen herab. Die Blütezeit liegt in der Zeit zwischen Juni und Oktober.

BOTANIKER-JARGON

Was bedeutet „*dioica*" in Pflanzennamen? In der Botanik beschreibt dieser Begriff Pflanzenarten, deren weibliche und männliche Blüten sich jeweils an getrennten Individuen entwickeln. Man spricht auch von „Diözie".

VERBREITUNGSGEBIETE

Die Große Brennnessel hat viele Lebensräume. Hierzu gehören Brachland, Ödland, Schuttplätze, Gräben, Wegesränder und Wohngebiete. Im Wald ist sie am Waldrand und auf Lichtungen zu finden. Sie gedeiht am besten auf feuchten, stickstoffreichen Böden.

ERNTE

Die Brennnessel kann das ganze Jahr über gepflückt werden, vor allem im Frühling. Um Hautreizungen zu vermeiden, sollten Sie Gärtnerhandschuhe tragen. Wählen Sie am besten junge Triebe aus. Erfahrene Sammler schaffen es, die Nesseln mit bloßen Händen zu pflücken. Sie packen entschlossen und fest zu und achten dabei darauf, dass die Brennhaare in ihre natürliche Richtung gedrückt werden.

GESCHMACK UND NUTZUNG

Die Brennnessel ist reich an Proteinen, Vitaminen und Mineralstoffen. Sie kann roh gegessen werden, ihre Blätter sollten jedoch zerdrückt oder mit einer Soße vermischt werden, um die Brennhaare unschädlich zu machen. Gekocht eignet sich die Pflanze für Suppen und Pestos. Sie schmeckt auch gut in Gratins.

REZEPT

Feine Brennnesselsuppe mit Muskatnuss

—

ZUTATEN

FÜR 4 PERSONEN

1,25 l Wasser • 700 g junge Brennnesselblätter • 15 g Butter • 1 Prise Muskatnuss • 150 ml Crème fraîche • Salz und Pfeffer aus der Mühle

ZUBEREITUNG

- Das Wasser in einem Topf zum Kochen bringen.
- Die Brennnesseln verlesen und abspülen, dabei die Stängel entfernen und nur die Blätter behalten.
- Klein hacken und dann mit der Butter in einem Topf etwa 5 Minuten lang anschwitzen.
- Das kochende Wasser in den Topf gießen, Muskatnuss 2- bis 3-mal darüber reiben und bei schwacher Hitze und geschlossenem Deckel 25 Minuten lang kochen lassen.
- Salzen, pfeffern und mit der Crème fraîche im Mixer pürieren.
- Servieren Sie die Suppe möglichst heiß mit kleinen gerösteten Croûtons.

Vorsicht vor Schadstoffen!

Die Brennnessel wächst auch auf belasteten Böden. Ihrer Gesundheit zuliebe sollten Sie sie daher im Zweifelsfall nicht ernten. Wenn Sie nicht sicher sind, ob ein Ort schadstofffrei ist, pflücken Sie sie lieber woanders. Sie wächst so gut wie überall!

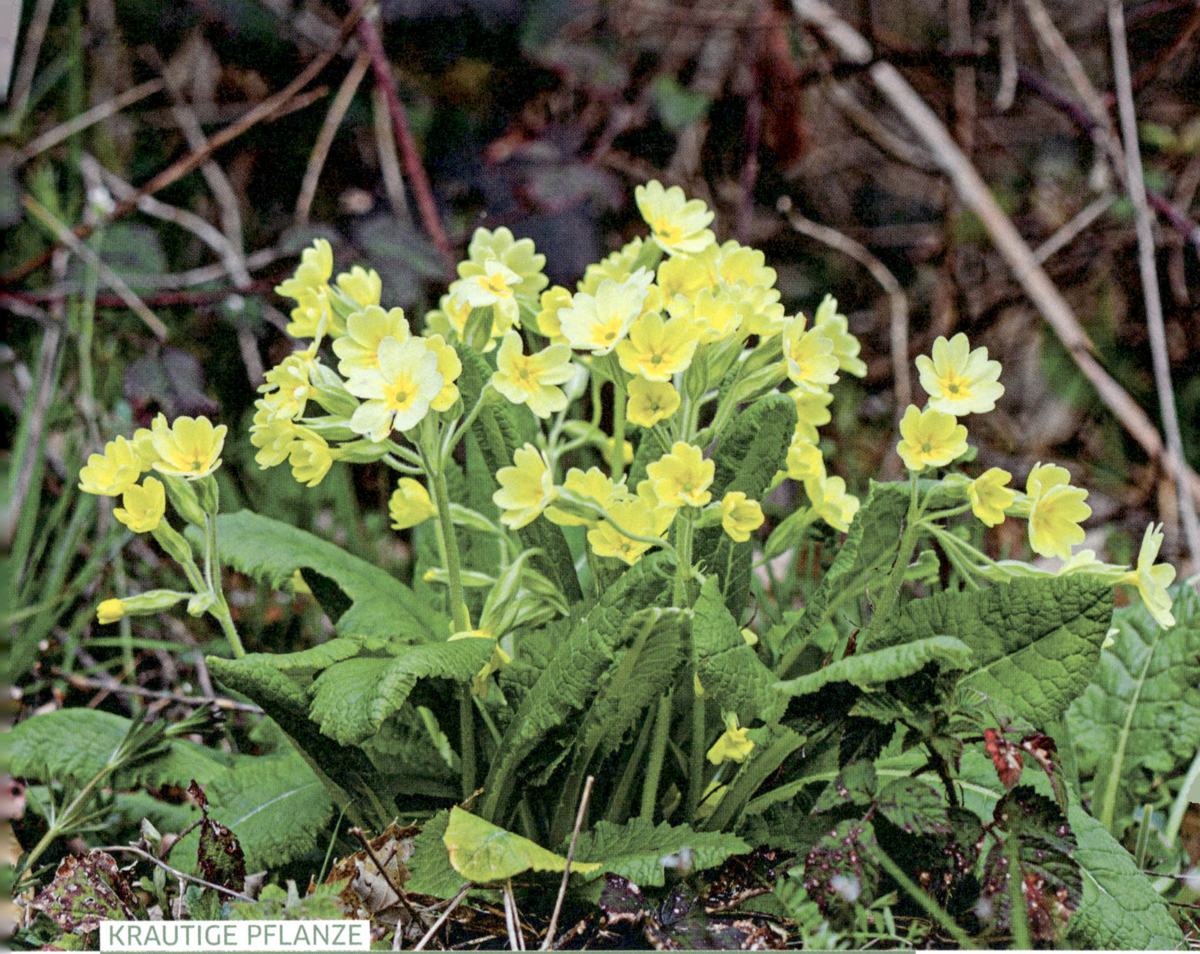

KRAUTIGE PFLANZE

HOHE SCHLÜSSELBLUME

Diese ausdauernde Primel mit kurzem Rhizom fühlt sich im Wald wohl. Besonders in alten Wäldern ist sie meist reichlich vorhanden.

Lateinischer Name: *Primula elatior*
Familie: Primelgewächse
Andere Namen: Waldschlüsselblume, Hohe Primel, Waldprimel

AUSSEHEN

Die Hohe Schlüsselblume erreicht Wuchshöhen von 10 bis 30 cm. Ihre grünen, länglichen und runzeligen Blätter sind in Rosetten an der leicht behaarten Basis der Pflanze angeordnet. Im Frühjahr, zwischen März und Mai, bildet sie gelbe Blüten mit fünf Blütenblättern, die in Dolden am Ende eines langen Stiels stehen. Alle neigen sich in die gleiche Richtung.

EINE EINFACHE ERKLÄRUNG!

Die Schlüsselblume wurde früher auch „Kuckucksblume“ genannt. Aber warum? Ihr Erscheinen in unseren Wäldern im März fällt mit der Rückkehr des Kuckucks aus seinem Winterquartier in Afrika zusammen!

VERBREITUNGSGEBIETE

Diese Art liebt das kühle Unterholz von Laubwäldern. Sie gedeiht gut an halbschattigen, humusreichen Standorten. Sie ist am Waldrand, auf Lichtungen, aber auch auf Weiden zu finden.

ERNTE

Die Blätter können den Großteil des Jahres über geerntet werden. Am besten jedoch, wenn sie noch jung sind, da sie sonst zäh werden. Die Blüten werden im März und April gepflückt, manchmal auch etwas später.

GESCHMACK UND NUTZUNG

Diese Pflanze enthält unter anderem Mineralstoffe, Vitamin C sowie Saponin. Vor allem die Wurzeln, die zu medizinischen Zwecken verwendet werden, besitzen hohe Konzentrationen. Die Blüten haben einen milden Geschmack. Sie sind ideal zum Dekorieren von Speisen oder Desserts sowie zum Verfeinern von Salaten und Getränken. Die Blätter können roh oder gekocht gegessen werden. Sie wirken adstringierend.

ANDERE PRIMELN

Es gibt noch weitere essbare Primeln, wie die Stängellose Schlüsselblume *(Primula vulgaris)* und die Echte Schlüsselblume (*Primula veris*). Sie sind vor allem auf Wiesen und an anderen grasbewachsenen Standorten zu finden.

Frischkäsezubereitung „Cervelle de Canut“ mit Schlüsselblume

–

ZUTATEN

FÜR 4 PERSONEN

1 Schalotte • 1 Knoblauchzehe • 10 Schnittlauchhalme • 4 oder 5 Stängel glatte Petersilie • 4 oder 5 junge Schlüsselblumenblätter • 300 g Quark (20 %) • 1 EL Crème fraîche • 2 EL Weißwein • 2 EL Olivenöl • Salz und Pfeffer aus der Mühle • ein paar Schlüsselblumenblüten

ZUBEREITUNG

- Die Schalotte und die Knoblauchzehe schälen und hacken. Den Schnittlauch, die Petersilie und die Schlüsselblumenblätter klein schneiden.
- Den Quark und die Crème fraîche in eine Schüssel geben und mit dem Schneebesen verrühren. Weißwein, Olivenöl, Schalotte, Knoblauch und Kräuter zugeben, salzen und pfeffern. Noch einmal gut verrühren, bis eine homogene Frischkäsemischung entstanden ist – voilà, schon ist der „Cervelle de Canut“ fertig!
- In Gläsern oder einer flachen Auflaufform anrichten und kalt mit Schlüsselblumenblüten verziert servieren.

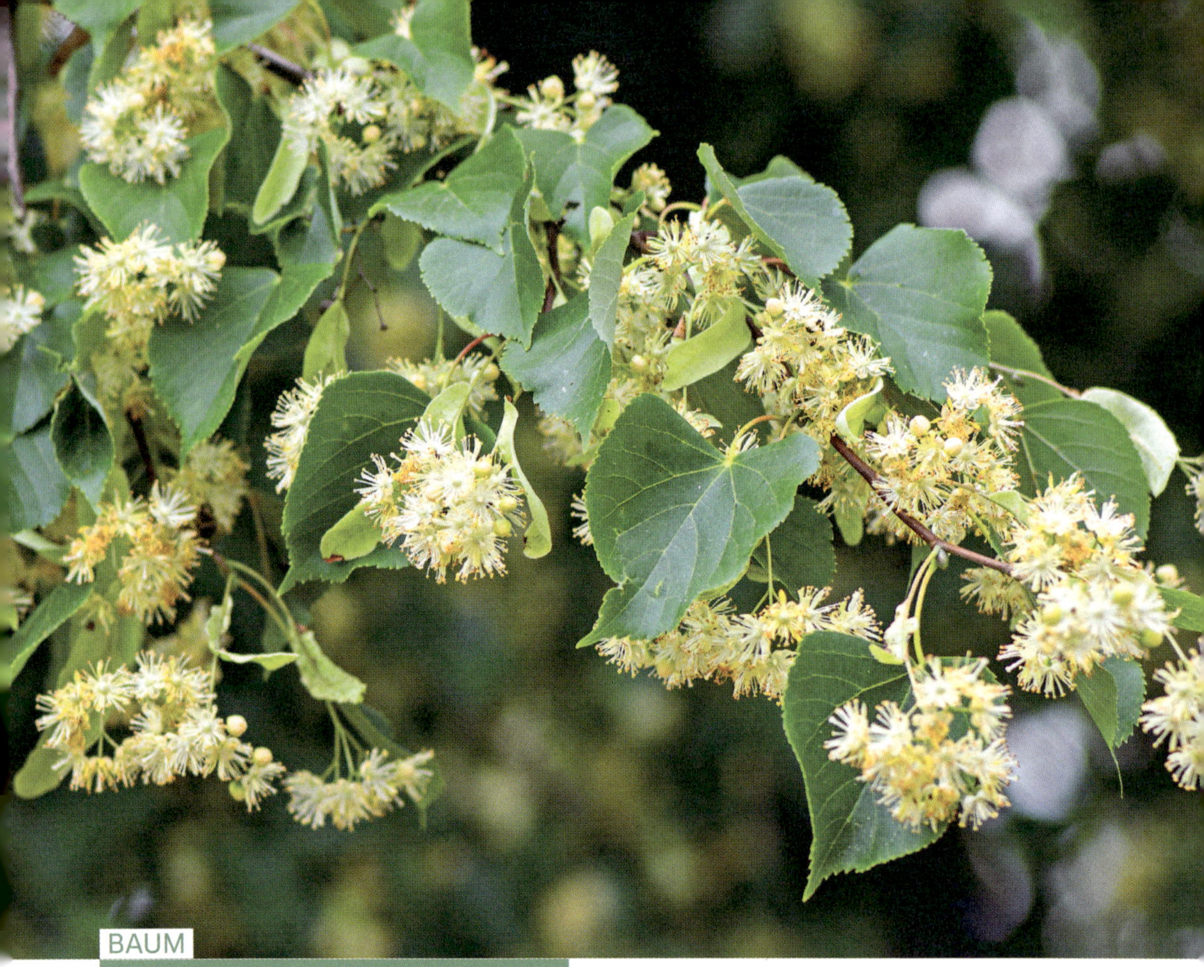

BAUM

WINTERLINDE

Viele Teile der Winterlinde sind essbar. Der Baum zeichnet sich durch sein dichtes Laub, seine duftenden, bei Bienen und Teeliebhabern beliebten Blüten und seine hübschen runden Früchte aus.

Lateinischer Name: *Tilia cordata*
Familie: Malvengewächse
Andere Namen: Herzblättrige Linde, Steinlinde, Herzblattlinde, Spätlinde

AUSSEHEN

Die Winterlinde kann bis zu 30 m hoch werden. Ihre herzförmigen Blätter besitzen einen gesägten Rand. Ihre kleinen, grünlich-gelben Blüten stehen doldenartig zusammen und haben fünf Blütenblätter. Sie befinden sich am Ende eines langen Stiels, der mit einem häutigen Tragblatt versehen ist. Die Blütezeit ist gegen Juni/Juli. Ihre kleinen, kugelförmigen Früchte entwickeln sich im Herbst. „Winterlinde“ heißt der Baum übrigens, weil er besonders gut mit tiefen Temperaturen zurechtkommt.

VERBREITUNGSGEBIETE

Dieser Baum wächst wild in Wäldern und am Waldrand. Er wird auch häufig angepflanzt, vor allem in Parks und Gärten. Er bevorzugt halbschattige Standorte und frische, tiefe Böden.

ERNTE

An diesem Baum sind mehrere Teile von Bedeutung. Im Frühling, gegen Ende April, können Sie die jungen Blätter pflücken. Später im Jahr sind sie zu zäh. Die Blüten werden im späten Frühjahr und im Frühsommer geerntet. Manche Sammler pflücken sogar die Früchte.

ANDERE LINDEN

Auf Ihren Spaziergängen können Sie der Sommerlinde *(Tilia platyphyllos)* und der Holländischen Linde *(Tilia x europaea)* begegnen. Die Sommerlinde kommt in der freien Natur nur noch selten vor. Die Holländische Linde ist eine sehr alte Hybride zwischen der Sommer- und der Winterlinde.

GESCHMACK UND NUTZUNG

Aus den betörend duftenden Blüten lassen sich köstliche Kräutertees, aber auch Beignets zubereiten. Die jungen Blätter haben eine weiche Konsistenz und werden in der Regel für Salate und Suppen verwendet. Aus den kleinen Früchten kann Öl gewonnen werden. Sie können auch geröstet und als Kaffee-Ersatz verwendet werden.

REZEPT

Lindenblüten-Beignets

ZUTATEN

FÜR 4 PERSONEN

125 g Mehl • 1 Ei • 20 g geschmolzene Butter • 1 Päckchen Vanillezucker • 60 ml Milch • 100 ml Wasser • Frittieröl • 20 Lindenblüten-Dolden • Puderzucker

ZUBEREITUNG

- Aus Mehl, Ei, geschmolzener Butter, Vanillezucker, Milch und Wasser einen Beignet-Teig zubereiten. Alles gut vermischen, um einen glatten Teig zu erhalten.
- Das Öl in eine Fritteuse füllen. Wenn das Öl heiß genug ist (ca. 180 °C), eine Dolde am Stiel nehmen, in den Beignet-Teig tauchen, abtropfen lassen und frittieren. Nicht zu viele Beignets auf einmal in die Fritteuse geben.
- Sobald die Beignets braun werden, mit einem Schaumlöffel aus der Fritteuse heben und auf Küchenpapier legen, um überschüssiges Öl aufzufangen.
- Den Vorgang so oft wie nötig wiederholen. Mit Puderzucker bestreut servieren.

Bitte beachten!

Die innere Rinde der Linde ist ebenfalls essbar. Um sie zu erreichen, müsste allerdings erst die äußere Rinde des Baumes entfernt werden, was das Überleben des Baumes ernsthaft gefährdet. Auch wenn die Rinde süßlich schmeckt: Das ist es nun wirklich nicht wert!

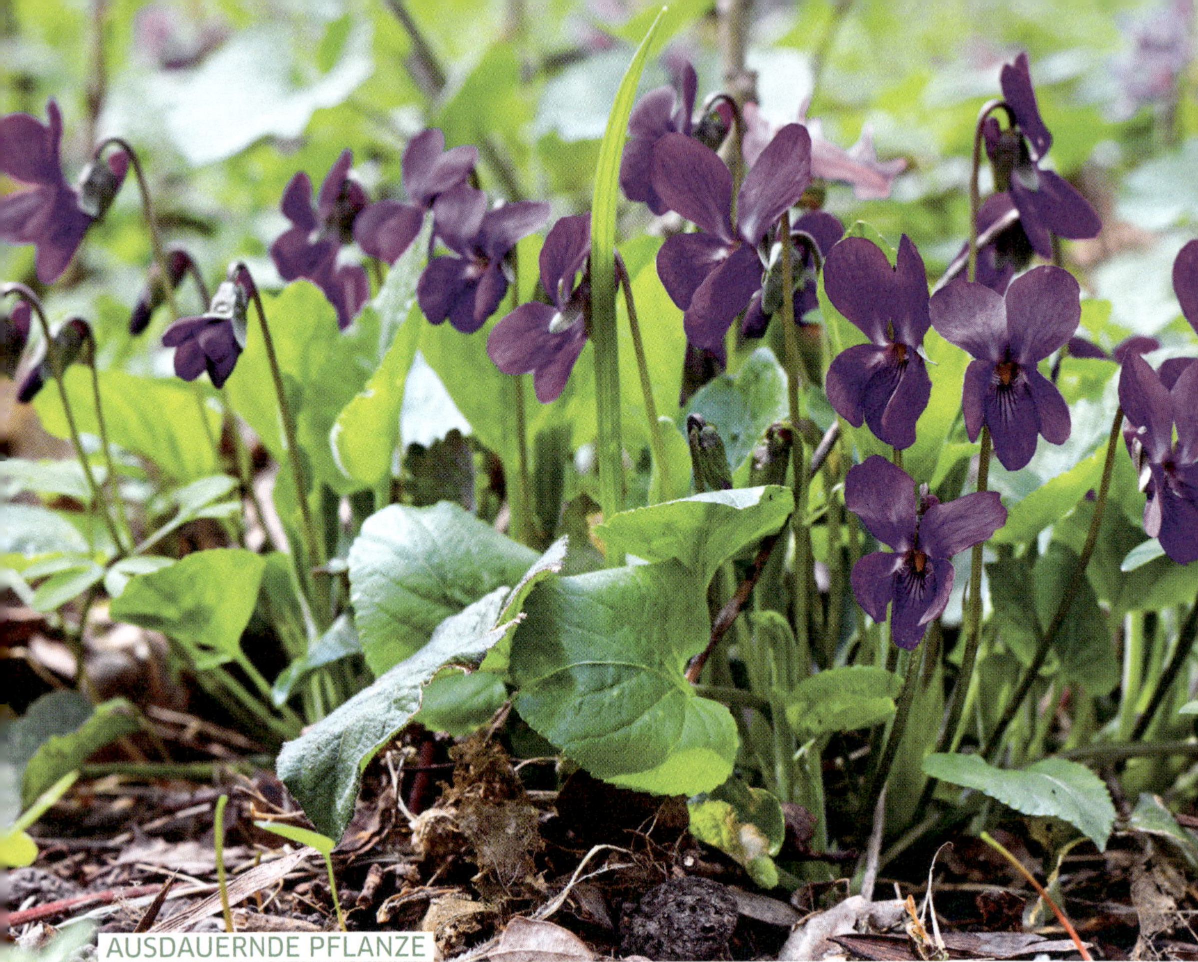

AUSDAUERNDE PFLANZE

DUFTVEILCHEN

Das Duftveilchen mit seinem sehr angenehmen, fast betörenden Duft begeistert nicht nur als Zierpflanze, sondern auch als Zutat von Speisen.

Lateinischer Name: *Viola odorata*
Familie: Veilchengewächse
Andere Namen: Märzveilchen, Wohlriechendes Veilchen

AUSSEHEN

Diese krautige Pflanze erreicht Wuchshöhen zwischen 5 und 15 cm. Sie hat herzförmige Blätter mit abgerundeten Zähnen und langen Stielen. Ihre schönen violetten, manchmal auch weißen Blüten weisen fünf Blütenblätter auf. Bei genauem Betrachten werden Sie feststellen, dass jede Pflanze am hinteren Ende der Krone eine Art Sporn hat.

VERWANDTE ARTEN

Im Unterholz findet sich auch ein anderes Veilchen, das den lateinischen Namen *Viola reichenbachiana* trägt und auf Deutsch Waldveilchen heißt. Es duftet nicht so stark wie das Duftveilchen, ist aber ebenfalls essbar. Sie können es daher bedenkenlos pflücken.

VERBREITUNGSGEBIETE

Das Duftveilchen wächst in lichten Wäldern, am Wald-, Hecken- und Wegesrand, an Böschungen, auf Wiesen und Rasenflächen. Es kommt ab dem späten Winter bis in den frühen Frühling zum Vorschein.

ERNTE

Die Blätter können praktisch das ganze Jahr über geerntet werden. Die Blüten können – abhängig von der Region – ab Beginn der Blütezeit bis Mai gepflückt werden. Ernten Sie keine Knospen, sondern nur voll entwickelte Blüten.

GESCHMACK UND NUTZUNG

Aus den Blüten werden Sirup, Likör, Marmelade und Süßigkeiten hergestellt. Sie können auch als Farbtupfer auf Gerichten verwendet werden. Die Blätter sind köstlich in Gratins, gemischten Salaten und Suppen. Die Pflanze ist reich an den Vitaminen C und A. Sie enthält außerdem Mineralstoffe und viele Schleimstoffe.

REZEPT

Kristallisierte Veilchenblüten

–

ZUTATEN

FÜR 4 PERSONEN

50 Veilchen mit Stiel • 2 Eiweiße • 100 g Zucker

ZUBEREITUNG

- Die Veilchen zum Säubern in kaltes Wasser tauchen und auf Küchenpapier abtropfen lassen.
- Die Eiweiße in einer Schüssel schaumig schlagen.
- Den Zucker in eine andere Schüssel geben.
- Die Veilchen an ihren Stielen festhalten und einzeln zuerst in das Eiweiß und dann in den Zucker tauchen.
- Die Blumen auf einem mit Backpapier ausgelegten Backblech verteilen und bei 60 °C für etwa 2 bis 3 Stunden im Ofen backen.
- Den Stiel mit einer Schere entfernen und die kristallisierten Veilchen in einem Glas an einem trockenen Ort aufbewahren. Zum Verzieren von Desserts verwenden oder einfach so genießen.

Schneller Sirup

50 g Veilchenblüten in 650 ml Wasser und dem Saft einer halben Zitrone einen Tag lang ziehen lassen. Filtern und zum Kochen bringen, 600 g Zucker hinzufügen, umrühren und 15 Minuten bei schwacher Hitze köcheln lassen. Dann in sterilisierte Flaschen abfüllen.

WILDE ERNTE IM SOMMER

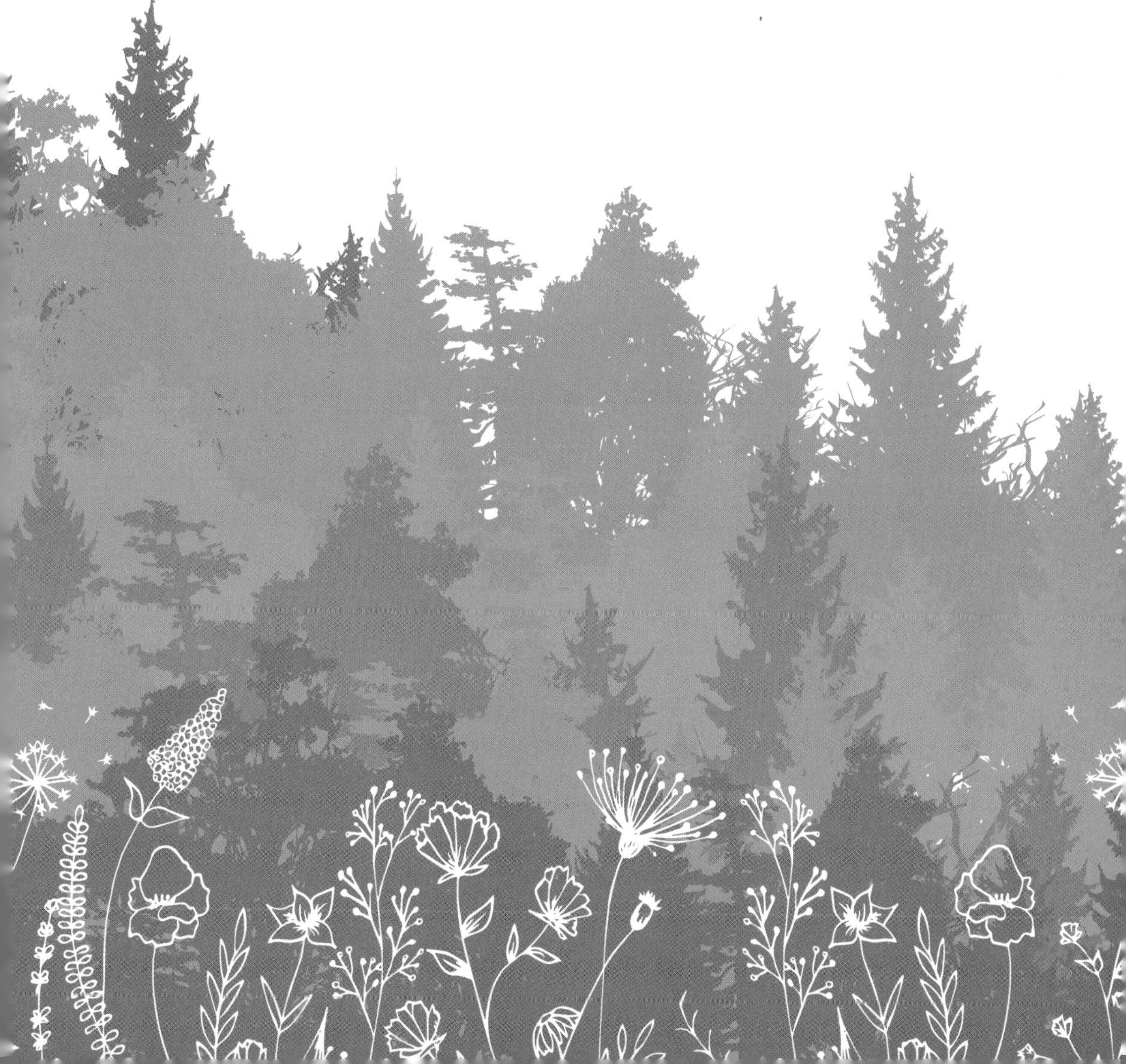

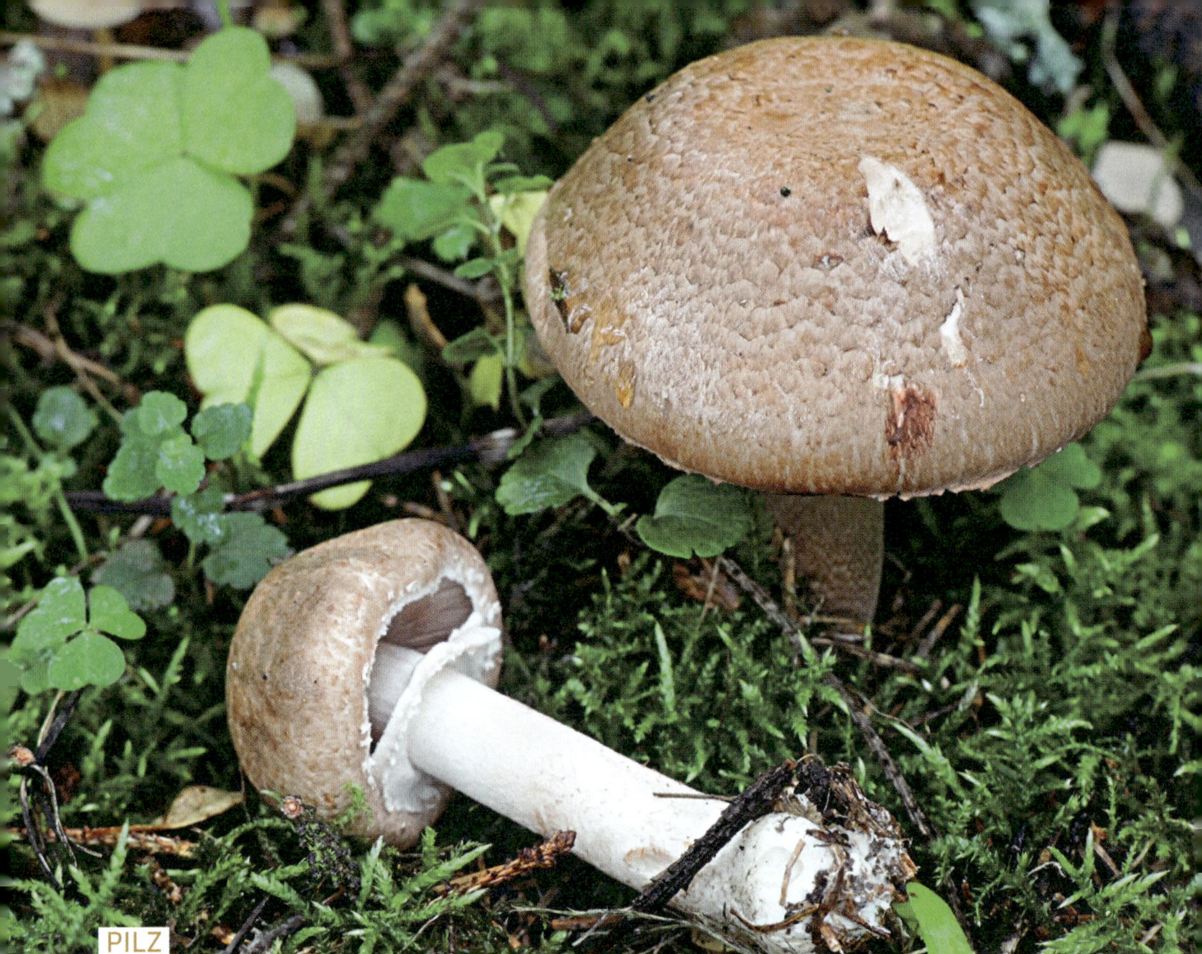

PILZ

KLEINER WALDCHAMPIGNON

Dieser Pilz ist wegen seines sich rötenden Fleischs nicht die ansprechendste Champignonart. Als Speisepilz ist er dennoch nicht zu verachten. Liebhaber halten ihn sogar für sehr wohlschmeckend.

Lateinischer Name: *Agaricus silvaticus*
Familie: Champignonverwandte
Andere Namen: Kleiner Waldegerling, Kleiner Blutegerling, Blutchampignon

AUSSEHEN

Der Kleine Waldchampignon hat einen leicht konvexen Hut mit einem Durchmesser von etwa 10 bis 12 cm. Er besitzt bräunliche Schüppchen und einen weißlichen oder cremefarbenen Grundton. Die Unterseite weist frei stehende, dicht gedrängte Lamellen auf, die rosa-grau gefärbt sind – bei älteren Exemplaren schokoladenbraun. Der zylindrische, oft hohle Stiel ist

8 bis 10 cm lang. Er ist weißlich, leicht rosa oder graubeige, an der Basis knollig, und trägt eine breite, häutige Manschette. Das Fleisch des Pilzes rötet sich an der Bruchstelle.

VERBREITUNGSGEBIETE

Dieser Pilz kommt vor allem in Nadelwäldern vor, oft am Waldrand und auf Lichtungen, unter Fichten und Kiefern, manchmal auch unter Lärchen. In Laubwäldern ist er seltener anzutreffen.

ERNTE

Er kann vom Sommer bis in den Herbst hinein geerntet werden. Nach einem Frosteinbruch werden Sie ihn nicht mehr finden, denn er ist kälteempfindlich. Wählen Sie beim Sammeln dieses Pilzes junge Exemplare mit noch festem Fleisch aus und stellen Sie sicher, dass Sie ihn nicht mit dem tödlichen Grünen Knollenblätterpilz (siehe Kasten) verwechseln.

GESCHMACK UND NUTZUNG

Der Kleine Waldchampignon lässt sich wie ein gewöhnlicher Champignon zubereiten und hat einen guten Speisewert. Übertroffen wird sein Geschmack nur vom Wiesenchampignon *(Agaricus campestris)*, einem Pilz mit rosafarbenen Lamellen, der auf Weiden und Wiesen wächst.

GRÜNER KNOLLENBLÄTTERPILZ

Der Grüne Knollenblätterpilz *(Amanita phalloides)* ist weiß, grünlich-weiß oder gelblich. Am oberen Ende des Stiels besitzt er eine häutige Manschette. An seiner Basis ist eine sackartige Volva zu sehen. Das Fleisch dieses Pilzes riecht nach verblühten Rosen und wird an Bruchstellen nicht rot. Der Verzehr des Grünen Knollenblätterpilzes ist tödlich!

REZEPT

Waldchampignon-Pfanne

ZUTATEN

FÜR 4 PERSONEN

500 g Kleiner Waldchampignon • 4 oder 5 Stängel Schnittlauch • 2 oder 3 Stängel Petersilie • 2 Knoblauchzehen • 1 EL Olivenöl • 40 g Butter • Saft einer viertel Zitrone • Salz und Pfeffer aus der Mühle

ZUBEREITUNG

- Schadstellen der Pilze wegschneiden. Die Champignons mit einem sauberen, feuchten Tuch abwischen. Dann die Pilze der Länge nach in Scheiben schneiden. Den Schnittlauch, die Petersilie und die geschälten Knoblauchzehen hacken.
- Das Öl in eine Pfanne geben und die Pilze darin anschwitzen. Die Butter dazugeben. Salzen und pfeffern. Zunächst bei starker Hitze 2 Minuten und dann bei mittlerer Hitze 5 Minuten dünsten.
- Petersilie, Schnittlauch, Knoblauch und den Zitronensaft unterrühren und 8 Minuten weiterdünsten.
- Mit Fleisch servieren, zum Beispiel zu einem Steak.

Doppelgänger!

Der Große Waldchampignon (*Agaricus haemorrhoidarius*), ist ebenfalls ein essbarer Pilz mit sich rötendem Fleisch. Er sieht dem Kleinen Waldchampignon zum Verwechseln ähnlich. Daher glauben viele Menschen fälschlicherweise, dass es sich um dieselbe Art handle.

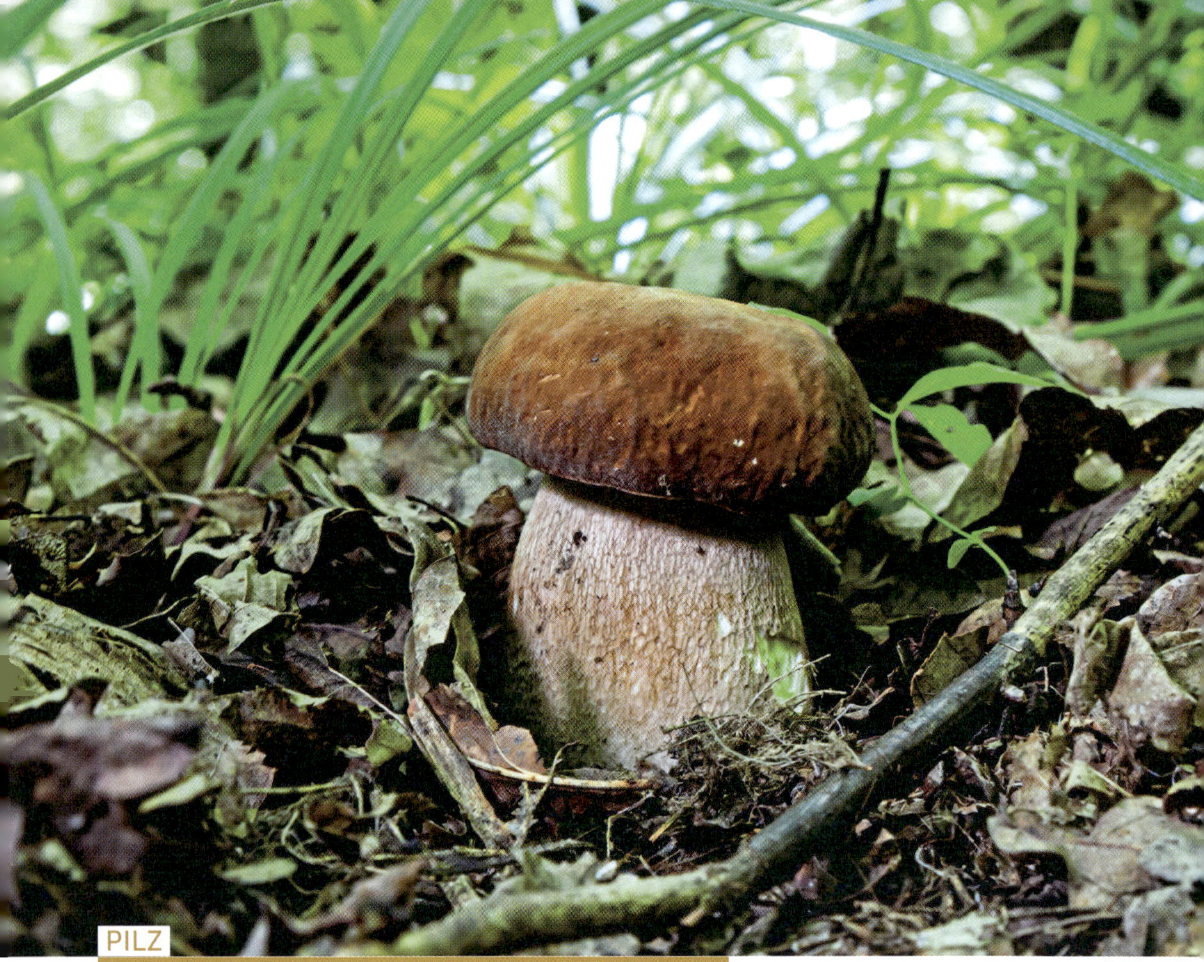

PILZ

SOMMERSTEINPILZ

Dieser Pilz ist eine echte Geduldsprobe für jeden Pilzsammler, aber das Ergebnis lohnt die Mühe. Er wächst hauptsächlich im Sommer, doch manchmal lässt er sich schon im späten Frühjahr oder noch bis weit in den Herbst hinein blicken.

Lateinischer Name: *Boletus reticulatus*
Familie: Dickröhrlingsverwandte
Andere Namen: Eichensteinpilz

AUSSEHEN

Sein gewölbter Hut hat einen Durchmesser von 5 bis 20 cm. Er besitzt eine fein-samtige Oberseite und eine haselnuss- oder kastanien-braune Farbe. Die Unterseite weist feine, weißlich gefärbte Röhren auf. Mit zunehmendem Alter werden sie gelblich und später grün. Der Stiel ist meist keulenförmig, bei jungen Exemplaren bauchig, und bis zu 15 cm lang. Der Pilz ist hellbraun und besitzt ein ausgeprägtes Netz.

NICHT VERWECHSELN!

Er ähnelt dem Gemeinen Steinpilz. Dieser schmeckt zwar genauso gut, ist aber eher im Herbst zu finden (siehe S. 66/67). Verwechseln Sie ihn jedoch nicht mit dem Gemeinen Gallenröhrling (siehe Kasten, S. 67).

VERBREITUNGSGEBIETE

Der Sommersteinpilz wächst im luftigen Unterholz von Laubwäldern, auf Lichtungen und an Waldrändern. Besonders gerne steht er unter Eichen und Buchen. In Nadelwäldern werden Sie diesen Pilz vergeblich suchen.

ERNTE

Dieser Pilz wächst manchmal schon ab Ende Mai. Die größten Chancen, ihn zu finden, haben Sie jedoch vom Frühsommer bis in den September. Wenn das Wetter warm und feucht ist, hält der Oktober manchmal schöne Überraschungen bereit.

GESCHMACK UND NUTZUNG

Der Sommersteinpilz hat einen ausgezeichneten Geschmack. Sein festes weißes Fleisch schmeckt leicht süßlich und verströmt einen sehr angenehmen Geruch. Er lässt sich wie andere Steinpilze zubereiten, zum Beispiel als Beilage zu Fleisch.

REZEPT

Gefüllte Steinpilze

–

ZUTATEN

FÜR 4 PERSONEN

12 mittelgroße Steinpilze • 2 Knoblauchzehen • 4 Frühlingszwiebeln • 1 kleiner Bund Petersilie • 2 EL Olivenöl • 100 g Paniermehl • Salz und Pfeffer aus der Mühle

ZUBEREITUNG

- Den Ofen auf 210 °C vorheizen.
- Schadstellen an den Steinpilzen wegschneiden. Die Pilze mit einem sauberen, feuchten Tuch putzen. Dann die Hüte von den Stielen trennen. Den Knoblauch schälen. Die Pilzstiele, die Frühlingszwiebeln, den Knoblauch und die Petersilie fein hacken.
- Die gehackten Zutaten mit dem Olivenöl 4 bis 5 Minuten lang bei starker Hitze anbraten. Dabei regelmäßig umrühren. Während des Bratens das Paniermehl hineinstreuen. Mit Pfeffer und Salz würzen.
- Ein Backblech mit Backpapier auslegen. Die Pilzhüte mit der Innenseite nach oben darauf verteilen. Die Füllung hineingeben und für etwa 20 Minuten im Ofen backen.

Eine einfache Erklärung

Der lateinische Name des Sommersteinpilzes lautet *Boletus reticulatus*. Doch was bedeutet *„reticularis"* eigentlich? Es nimmt auf das netzartige Muster seines Stiels Bezug. Wissenswert: Der Sommersteinpilz ist nicht der einzige Steinpilz, der dieses Merkmal aufweist. Das Netz kann mehr oder weniger ausgeprägt sein.

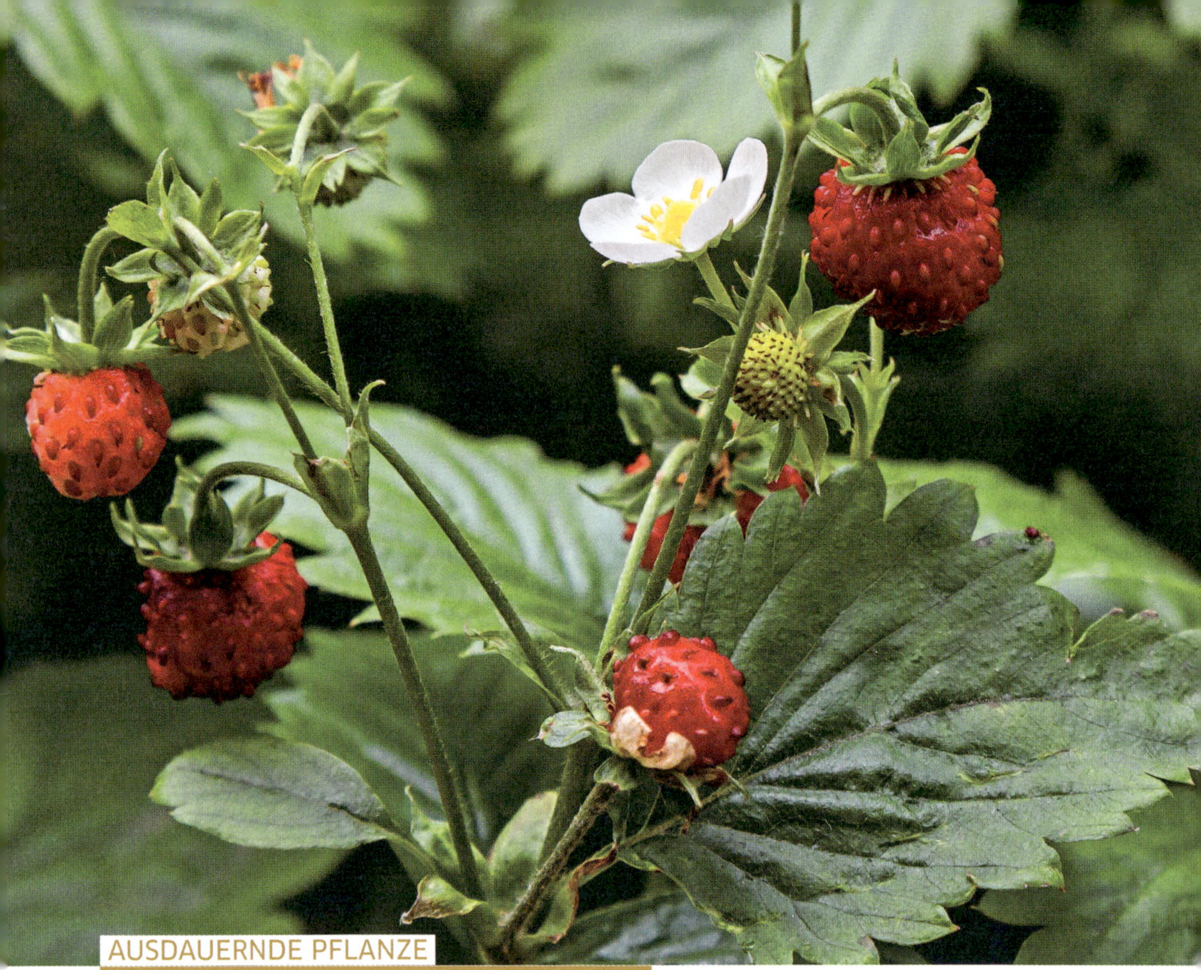

AUSDAUERNDE PFLANZE

WALDERDBEERE

Diese ausdauernde Pflanze besticht durch besonders schmackhafte Früchte. Sie sind bei Groß und Klein beliebt. Oft wird schon bei der Ernte so kräftig genascht, dass es schwerfällt, den Korb zu füllen.

Lateinischer Name: *Fragaria vesca*
Familie: Rosengewächse
Andere Namen: Besingkraut, Flohbeere, Rotbeere, Erbel

AUSSEHEN

Die Blätter der Walderdbeere bestehen aus drei länglich-ovalen Fiederblättern. Sie sind leuchtend grün, gezähnt und spitz zulaufend. Gegen April/Mai beginnt die Pflanze, Blüten zu bilden, die aus einem gelben Fruchtknoten umgeben von fünf weißen Blütenblättern bestehen. Zwischen Juni und Juli entwickeln sich die Erdbeeren. Es handelt sich um rote

Scheinfrüchte, die mit kleinen Nüsschen bedeckt sind. Die Pflanze kann sich dank ihrer Ausläufer leicht ausbreiten.

VERBREITUNGSGEBIETE

Die Walderdbeere wächst im Unterholz, auf Lichtungen, in Gebüschen, aber auch an Wegrändern und an Böschungen. An günstigen Standorten kann sie große Kolonien bilden.

ERNTE

Ernten Sie die Erdbeeren, wenn sie reif sind und eine leuchtend rote Farbe haben. Pflücken Sie sie mit dem Kelchblatt und dem Stiel, damit sie länger haltbar sind. Wichtiger Hinweis: Hüten Sie sich vor Echinokokkose, einer parasitären Krankheit, die durch Tierkot, vor allem vom Fuchs, übertragen wird. Eine tatsächliche Ansteckung ist jedoch selten.

VERWECHSLUNG MÖGLICH

Unerfahrene Sammler verwechseln die Walderdbeere manchmal mit der Indischen Scheinerdbeere *(Potentilla indica)*. Letztere ist rund. Sie hat aufgrund ihres faden Geschmacks keine kulinarische Bedeutung.

GESCHMACK UND NUTZUNG

Die Walderdbeere enthält viele gesunde Inhaltsstoffe wie Vitamin C und Mineralstoffe. Ihren intensiven Geschmack und Duft verdankt sie Furaneol, einer organischen Verbindung. Die Früchte lassen sich vielfältig verarbeiten: als Dessert, Marmelade, Sirup ... Ihr Geschmack ist je nach Reifegrad süß oder leicht säuerlich. Zudem können die jungen Blätter in gemischten Salaten verwendet werden.

REZEPT

Walderdbeeren mit Ricotta und Spekulatius

–

ZUTATEN

FÜR 4 PERSONEN

250 g Walderdbeeren • 40 g Zucker • Saft einer halben Zitrone • 500 g Naturjoghurt • 250 g Ricotta • 6 Spekulatiuskekse

ZUBEREITUNG

- Die Walderdbeeren entstielen und waschen, dann auf Küchenpapier trocknen lassen.
- Ein paar Früchte für die Dekoration des Desserts beiseitestellen und den Rest pürieren. Anschließend den Zucker und Zitronensaft hinzufügen.
- Den Joghurt und den Ricotta in einer Schüssel verrühren, bis eine cremige Konsistenz entsteht.
- Die Spekulatiuskekse in einem Mörser zerkrümeln.
- Etwas Erdbeersoße in vier Schalen füllen, die Ricotta-Joghurt-Creme hinzufügen und mit einer Schicht Spekulatiuskrümel bedecken.
- Mit ganzen oder der Länge nach halbierten Walderdbeeren dekorieren und gekühlt servieren.

Wo sitzen die Früchte?

Erdbeeren werden umgangssprachlich als „Früchte“ bezeichnet. Das ist allerdings nicht ganz richtig! In Wirklichkeit sind sie Scheinfrüchte. Die echten Früchte sind die kleinen Nüsschen, die das rote, feste Fruchtfleisch bedecken.

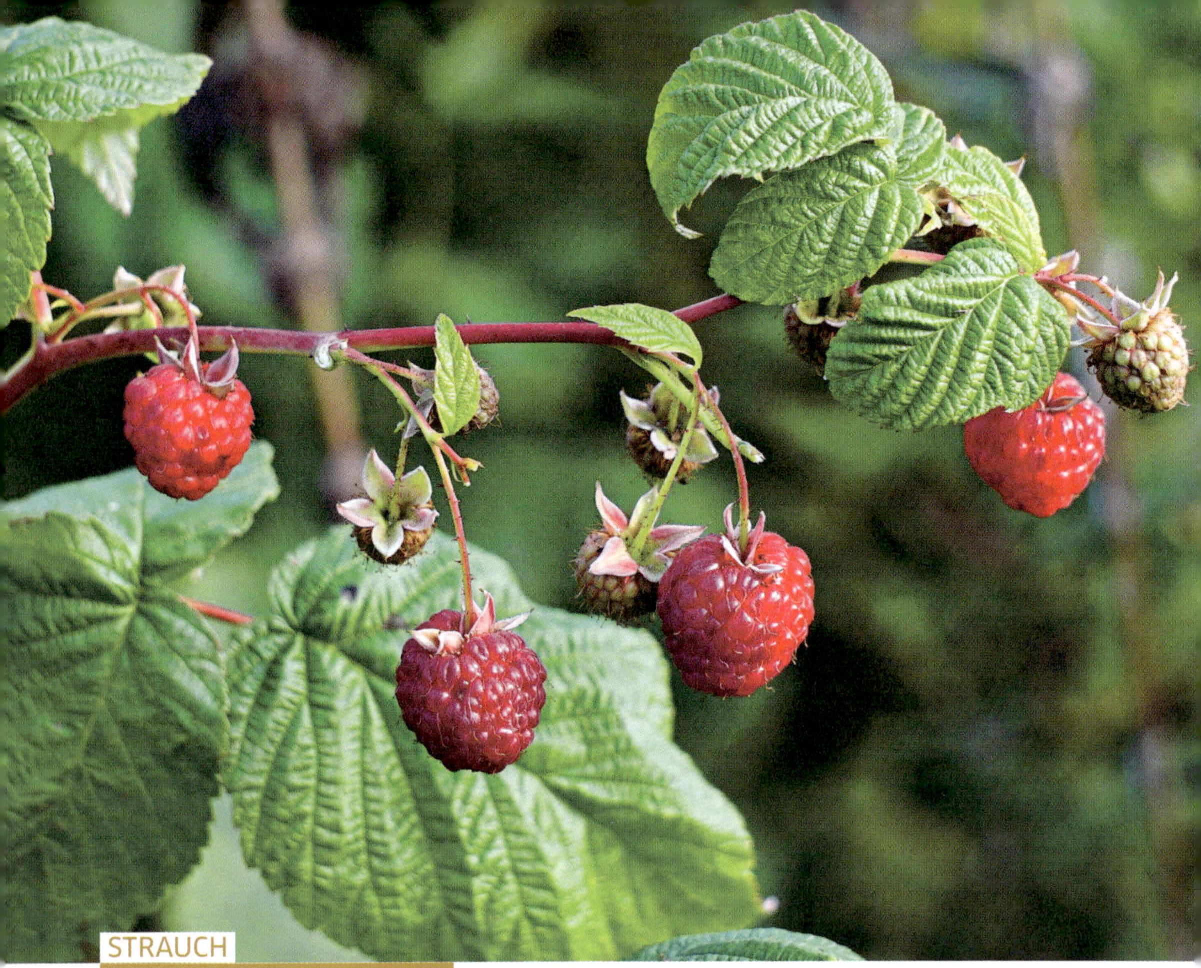

STRAUCH

HIMBEERE

Dieser stachelige Strauch wird wegen seiner Himbeeren gerne angebaut, kommt aber auch in freier Natur vor. Er ist seltener zu finden als die Brombeere, seine Früchte sind jedoch genauso köstlich.

Lateinischer Name: *Rubus idaeus*
Familie: Rosengewächse
Andere Namen: Himpelbeere, Himmere

AUSSEHEN

Himbeersträucher erreichen eine Wuchshöhe von etwa 1,5 m. Ihre Blätter sind auf der Oberseite grün und auf der Unterseite weißlich. Sie bestehen aus 3 bis 7 gezähnten Fiederblättern. Die weißen fünfblättrigen Blüten entwickeln sich zwischen Mai und Juli an der Spitze der Triebe. Die Früchte, die aus vielen kleinen, kugeligen, saftigen Steinfrüchten bestehen, haben eine sehr charakteristische hellrote Farbe. Die Stacheln an den Stängeln sind weniger spitz als die der Brombeere.

VERBREITUNGSGEBIETE

Dieser Strauch gedeiht im Unterholz, an Waldrändern, auf Lichtungen, in Büschen, aber auch an felsigen Standorten. Er ist auch im Gebirge bis zu einer Höhe von etwa 2000 m zu finden.

ERNTE

Im Gegensatz zu Brombeeren lösen sich die Früchte der Himbeere leicht von ihrem Blütenboden. Sie lassen sich daher problemlos pflücken, wenn sie zwischen Juni und August reif sind. Sie sind jedoch sehr weich und werden beim Transport in einem Beutel leicht zerdrückt.

GESCHMACK UND NUTZUNG

Himbeeren eignen sich zur Herstellung von Marmelade, Gelee, Sirup, Saft, Grütze und Essig. Sie werden auch gerne zum Backen verwendet. Gibt es etwas Köstlicheres als eine Himbeertorte? Wissenswert: Diese Früchte sind reich an Vitamin C und Mineralstoffen.

ANBAU UND SORTEN

Himbeeren werden seit dem Mittelalter angebaut. Es gibt viele verschiedene Sorten. Einige von ihnen bilden gelbe Früchte, die sehr süß schmecken. Hierzu gehört die Sorte „Fallgold".

REZEPT

Himbeermousse

ZUTATEN

FÜR 4 PERSONEN

300 g Himbeeren • 3 Eiweiß • 1 Spritzer Zitronensaft • 90 g Zucker • 150 ml Schlagsahne • Puderzucker

ZUBEREITUNG

- Die Himbeeren waschen, ein paar für die Dekoration beiseitelegen.
- Den Rest im Mixer pürieren und mit einem Teigschaber durch ein Sieb passieren, um die Konsistenz zu verfeinern.
- Das Eiweiß mit dem Zitronensaft in einer Schüssel steif schlagen. Nach und nach den Zucker hinzufügen.
- Die Sahne steif schlagen und unter den Eischnee heben. Dann vorsichtig das Himbeerpüree unterheben.
- Die Zubereitung auf Schalen verteilen und mit Frischhaltefolie abdecken. Dann für mindestens 30 Minuten in den Kühlschrank stellen.
- Das Dessert vor dem Servieren mit ganzen Himbeeren dekorieren und leicht mit Puderzucker bestreuen.

Gesunde Blätter!

Die Blätter der Himbeere werden in der Pflanzenheilkunde verwendet. Genau wie die Blätter der Brombeere wirken sie adstringierend und harntreibend. Sie eignen sich zur Behandlung von Nierenerkrankungen und Halsschmerzen.

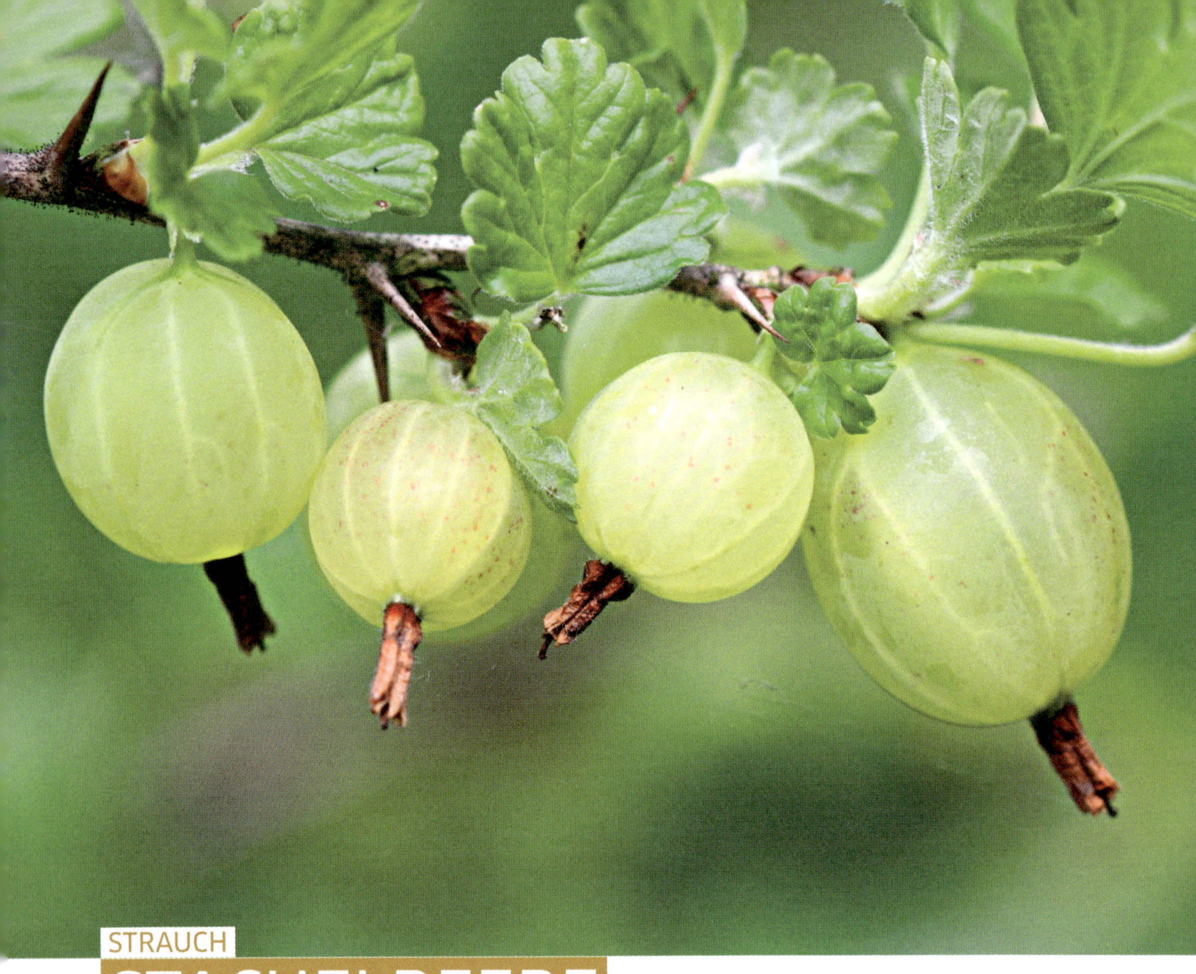

STRAUCH

STACHELBEERE

Die Früchte der wild wachsenden Stachelbeere haben einen weniger intensiven Geschmack als die der gezüchteten Sorten, die wir in unseren Gärten finden. Doch das Vergnügen, sie in freier Natur zu pflücken, macht dieses Manko wett.

Lateinischer Name: *Ribes uva-crispa*
Familie: Stachelbeergewächse
Andere Namen: Krausbeere, Heckenbeere, Mungatze, Klosterbeere

AUSSEHEN

Die Stachelbeere erreicht Wuchshöhen von 80 bis 150 cm. Ihre behaarten Blätter entwickeln sich in den Achseln der Dornen und sind drei- bis fünflappig mit gekerbtem Rand. Die kleinen unscheinbaren Blüten sind grünlich und bilden sich zwischen März und Mai. Die Früchte sind eiförmig und haben meist eine gelbliche, manchmal auch eine rötliche Schale, die durchscheinend und mit steifen Haaren bedeckt ist. Ihr Fruchtfleisch ist grünlich.

VERBREITUNGSGEBIETE

Die Art ist in lichten Wäldern, zwischen Büschen, in Hecken und an Waldrändern, aber auch auf steinigen Böden zu finden. Sie bevorzugt sonnige bis halbschattige Standorte.

ERNTE

Stachelbeeren werden im Sommer zwischen Juli und August geerntet. Wenn sie reif sind, lassen sie sich leicht von den Zweigen lösen. Im Gegensatz zur Himbeere ist die Stachelbeere mit dreiteiligen, scharfen Dornen bewaffnet. Passen Sie auf Ihre Finger auf!

GESCHMACK UND NUTZUNG

Die Früchte haben einen süßen und gleichzeitig etwas säuerlichen Geschmack. Wie Himbeeren und Brombeeren können sie roh gegessen oder für die Zubereitung von Marmeladen, Gelees, Soßen, Getränken und Desserts verwendet werden. Sie eignen sich auch zum Verfeinern von Gerichten, zum Beispiel von Salaten oder Fisch.

KOSENAMEN

Ob eingemacht als Kompott, in Marmelade oder auf dem Kuchen: Die Pfälzer und Saarländer lieben Stachelbeeren! Kein Wunder, dass es in diesen Regionen im Dialekt eigene Namen für die Früchte gibt: Sie werden dort liebevoll „Druschele", „Gruschle" und „Gruschelbeere" genannt, und ein „Gruschelkuche" ist das Highlight der Erntesaison.

REZEPT

Stachelbeeren mit Himbeercoulis

–

ZUTATEN

FÜR 4 PERSONEN

500 g Stachelbeeren • 350 g Himbeeren • 125 g Puderzucker • Saft einer halben Zitrone • ½ Päckchen Vanillezucker

ZUBEREITUNG

- Die Stachelbeeren verlesen, entstielen und waschen. Anschließend zum Trocknen auf Küchenpapier legen.
- Für das Himbeercoulis die Früchte auslesen. Falls nötig waschen und trocknen. Die Himbeeren dann pürieren und durch ein feines Sieb streichen.
- Den Zitronensaft, den Puderzucker und den Vanillezucker zu den Himbeeren geben und gut verrühren, bis sich der Puderzucker aufgelöst hat.
- Die Stachelbeeren in Dessertschalen oder Schüsseln füllen und mit Himbeercoulis verfeinern.
- Die Schalen vor dem Servieren kühl stellen.

Eine kurze Anekdote

Der französische Name „*groseillier à maquereau*" bedeutet „Makrelen-Beere" und leitet sich von der Tatsache ab, dass die Früchte früher als Beilage für Fischgerichte, insbesondere mit Makrelen, verwendet wurden. Heute erfreuen sich Fischrezepte mit eingekochten Stachelbeeren wachsender Beliebtheit, darunter beispielsweise das klassische deutsche Gericht Nordseescholle mit Kartoffeln, das durch die Stachelbeeren eine süßsauere Note erhält.

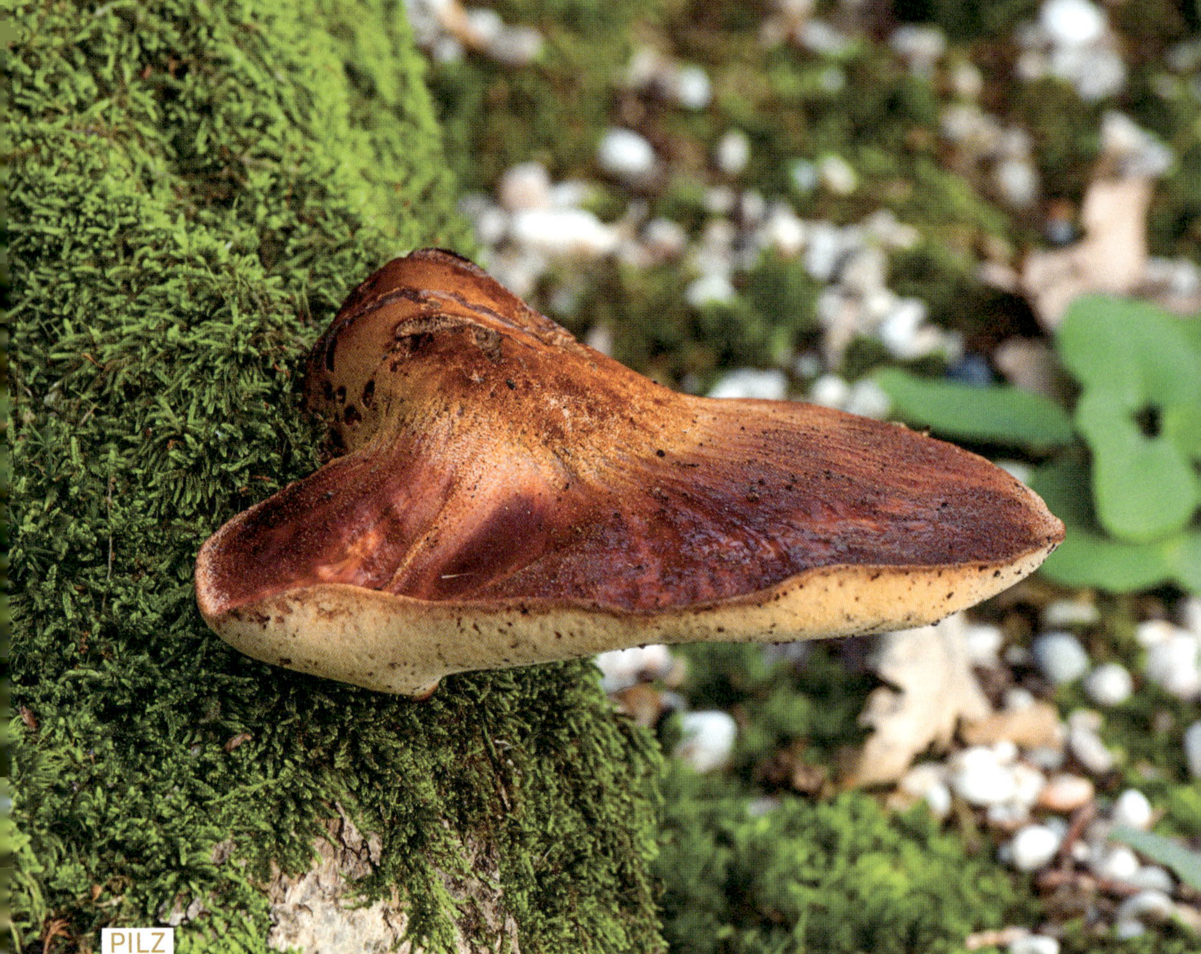

PILZ

EICHEN-LEBERREISCHLING

Wer diesen Pilz mit seiner besonderen Form zum ersten Mal kostet, ist meist sehr überrascht von seinem säuerlichen Geschmack und seiner Konsistenz. Ob man ihn mag oder nicht, ist Geschmackssache!

Lateinischer Name: *Fistulina hepatica*
Familie: Leberreischlingsverwandte
Andere Namen: Ochsenzunge, Leberpilz

AUSSEHEN

Im Reifezustand erreicht der Pilz eine Länge von 25 cm. Sein etwas körniger, rötlicher Hut ist zungenförmig oder halbkreisförmig. Er scheidet ein Sekret aus, das an Blut erinnert. Auf der Unterseite befinden sich kleine, schmale Röhren. Sie sind weißlich, cremefarben oder rosafarben und nicht miteinander verwachsen. Der Pilz besitzt keinen nennenswerten Stiel.

VERBREITUNGSGEBIETE

Der Eichen-Leberreischling ist auf Baumstümpfen und auf alten Stämmen zu finden – sowohl von lebendigen als auch abgestorbenen Laubbäumen. Besonders oft ist er an Kastanien- und Eichenbäumen anzutreffen. Meistens handelt es sich dabei um geschwächte Bäume.

EIN HOLZPARASIT

Der Eichen-Leberreischling ist ein parasitärer Pilz. Siedelt er sich auf einem Baum an, ist dessen Überleben in Gefahr. Früher oder später kommt es zu Fäulnis und zum Absterben des Baumes.

ERNTE

Die beste Erntezeit liegt im Sommer und Herbst. Kurz gesagt: Spielen Klima und Standort mit, sind die Pilze von Juli bis November zu finden.

GESCHMACK UND NUTZUNG

Dieser Speisepilz kann roh – zum Beispiel in Salaten oder Sushi – oder gekocht als Pfannengericht oder Eintopf verzehrt werden. Sein dicker Fruchtkörper sondert beim Anschneiden ein an Blut erinnerndes Sekret ab. Er hat eine fleischähnliche Konsistenz. Gekocht erinnert auch sein Geschmack ein wenig an Fleisch. Roh hat er ein säuerliches Aroma. Bevor Sie den Pilz essen, sollten Sie seine Schutzhaut abziehen.

ZIMTFARBENER WEICHPORLING

Der Eichen-Leberreischling ist eigentlich unverwechselbar. Doch eine giftige Art besitzt eine leicht ähnliche Form: der Zimtfarbene Weichporling *(Hapalopilus rutilans)*. Auch er wächst an Baumstämmen und Baumstümpfen.

REZEPT

Rote Bete und Eichen-Leberreischling in Vinaigrette

–

ZUTATEN

FÜR 4 PERSONEN

1 schöner Eichen-Leberreischling • 1 Schuss Haushaltsessig • 2 Rote Beten, gekocht und geschält • 1 weiße Zwiebel • 1 kleiner Bund glatte Petersilie • 3 EL Olivenöl • 2 EL Walnussöl • 1 EL Rotweinessig • Salz und Pfeffer aus der Mühle

ZUBEREITUNG

- Den Pilz mit Essigwasser reinigen (nicht einweichen) und abtropfen lassen. Faserige Teile sowie die Haut entfernen. In Stücke schneiden.
- Die Roten Beten in Stücke schneiden. Die weiße Zwiebel schälen und in Scheiben schneiden. Die glatte Petersilie klein schneiden. Alle Zutaten in eine Schüssel geben.
- Eine Vinaigrette aus Olivenöl, Walnussöl, Rotweinessig, Salz und Pfeffer zubereiten, in die Schüssel geben und alles gut vermengen. Gekühlt servieren.

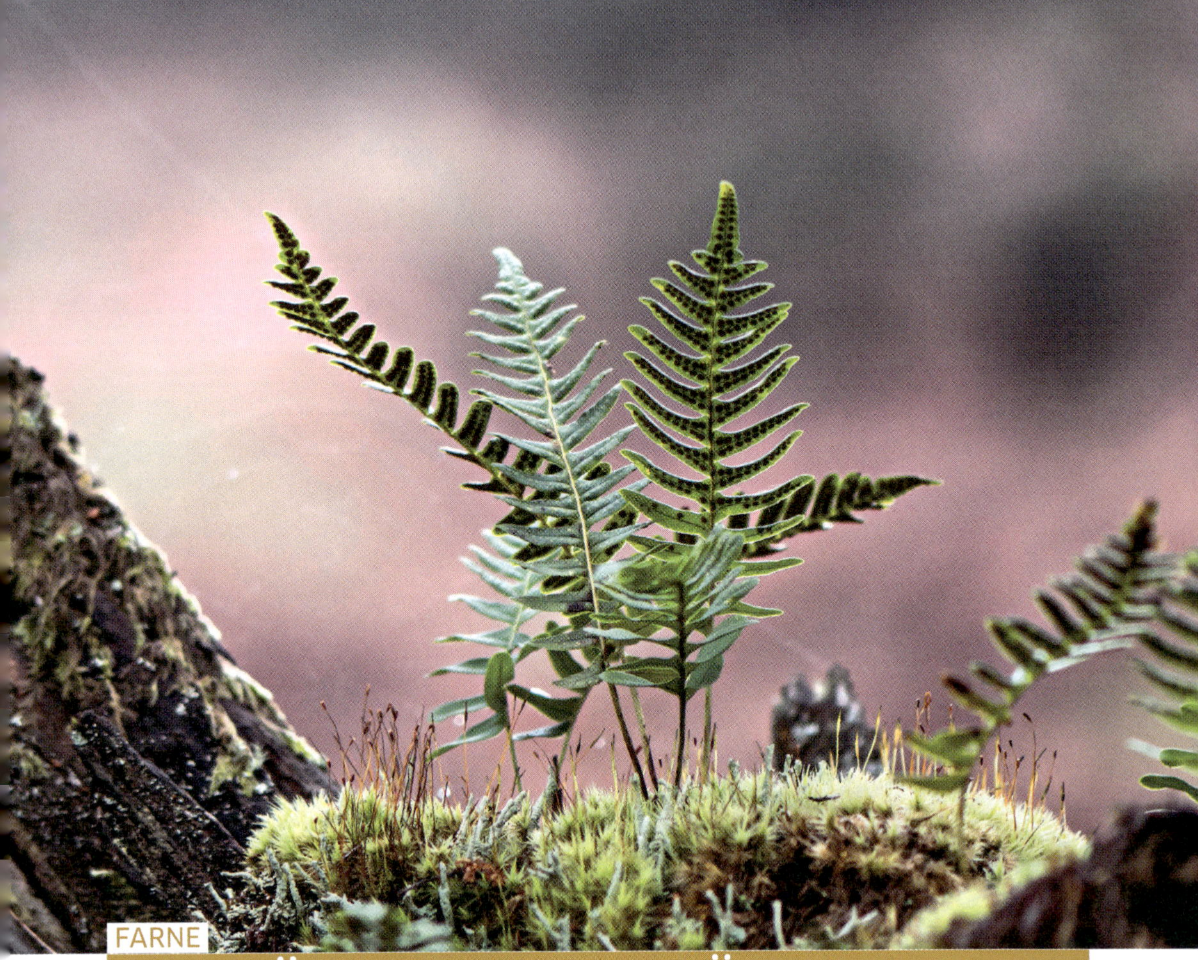

FARNE

GEWÖHNLICHER TÜPFELFARN

Die Spitzen mancher Farne sind essbar. Beim Gewöhnlichen Tüpfelfarn sind jedoch nur die Rhizome, das sind die knapp unter der Erdoberfläche wachsenden wurzelähnlichen Sprossen, zum Verzehr geeignet. Spitzenköche wie Marc Veyrat aus Annecy in den französischen Alpen, der in der Küche mit wild wachsenden Pflanzen experimentiert, schätzen diese ganz besonders.

Lateinischer Name: *Polypodium vulgare*
Familie: Tüpfelfarngewächse
Andere Namen: Engelsüß, Steinfarn

AUSSEHEN

Die Wedel dieses bis zu 50 cm hohen Farns sind tief in mehrere längliche Lappen untergliedert. Ihre Oberseite ist dunkel-, die Unterseite hellgrün. Zu Beginn ihrer Entwicklung besitzen sie die Form eines Bischofsstabs – unten sind sie gerade, aber vom oberen Ende her sind sie eingerollt. Wie alle Farne bildet auch der Gewöhnliche Tüpfelfarn weder Blüten noch Früchte aus. Stattdessen vermehrt er sich durch die Verbreitung von Sporen.

VERBREITUNGSGEBIETE

Er ist an schattigen oder halbschattigen Standorten anzutreffen. Der Tüpfelfarn wächst auf Moosteppichen sowie auf steinigem Boden und in den Ritzen von Mauern oder Felsen. Auch in Baumhöhlen oder auf alten Baumstümpfen ist er zu finden.

ERNTE

Nur seine Rhizome sind zum Verzehr geeignet. Für eine Verwendung in der Küche kann er das ganze Jahr über durch Ausgraben oder Ausreißen der Wedel geerntet werden. Wer ihn als Heilpflanze verwenden will, sollte ihn im Sommer – vorzugsweise in den Monaten Juli und August – sammeln. Dann entfalten die in den Rhizomen enthaltenen Stoffe ihre ganze Wirkung.

GESCHMACK UND NUTZUNG

Seine Rhizome haben einen lakritzähnlichen Geschmack. Sie können nach dem Schälen wie Lakritzstangen gekaut werden. Gekocht verfeinern sie Brühen, Suppen, Omeletts oder Desserts. Ihre Bitterkeit wird durch Blanchieren verringert. Wissenswert: Die Wurzeln des Gewöhnlichen Tüpfelfarns haben schleimlösende und abführende Eigenschaften.

DAS SAGT DER BOTANIKER!

Im Gegensatz zu anderen Farnarten, wie zum Beispiel dem Adlerfarn, wächst der Gewöhnliche Tüpfelfarn niemals in dichten Büscheln. Seine Blätter entwickeln sich entlang der Rhizome.

REZEPT

Tüpfelfarn-Omelett

ZUTATEN

FÜR 2 PERSONEN

100 g Rhizome des Gewöhnlichen Tüpfelfarns • Wasser • 6 Eier • 1 Schuss Rum (40 %) • 1 EL Öl • Salz und Pfeffer aus der Mühle

ZUBEREITUNG

- Die Rhizome waschen und in einem Topf etwa 20 Minuten kochen. Dabei das Wasser zweimal wechseln.
- Die Haut abkratzen und grob hacken.
- In einer Schüssel die Eier mit einer Gabel verquirlen. Die gehackten Rhizome und den Rum hinzufügen. Mit Salz und Pfeffer würzen.
- Das Öl in einer Pfanne erhitzen, die Mischung hineingeben und 1 Minute lang bei starker Hitze anbraten.
- Die Hitze verringern und das Omelett garen, bis das Ei gestockt ist.
- Das Omelett mithilfe eines Pfannenwenders vorsichtig in der Mitte falten, weitere 30 Sekunden garen und dann servieren.

Keine Sorge!

Im Sommer sind auf der Rückseite der Blätter des Gewöhnlichen Tüpfelfarns (und anderer Farne) seltsame, in Reihen angeordnete orangefarbene Kreise zu sehen. Das bedeutet nicht, dass die Pflanze von einer Krankheit befallen ist. Diese Ausstülpungen werden Sporenbehälter genannt. Die Sporen werden zur Fortpflanzung benötigt.

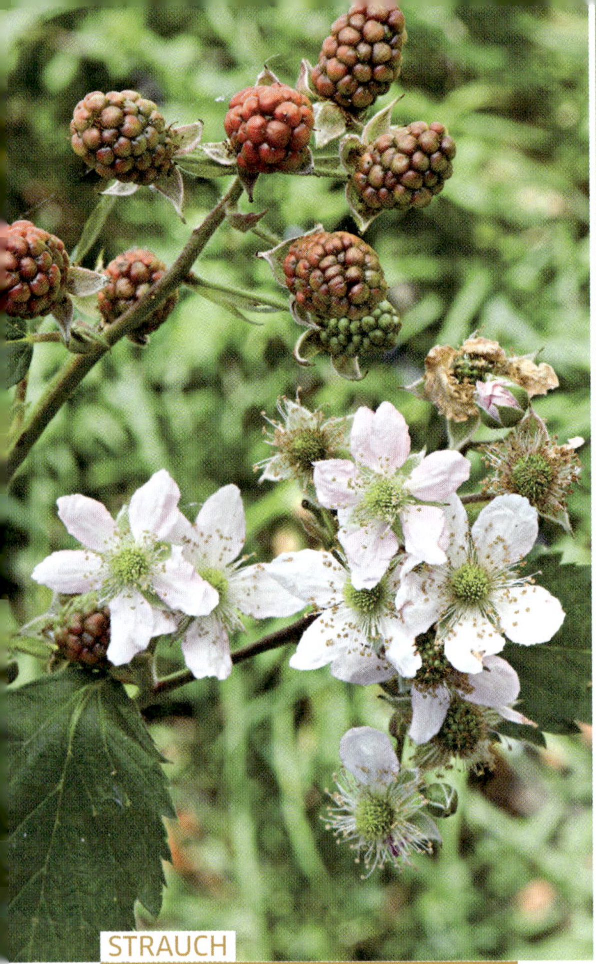

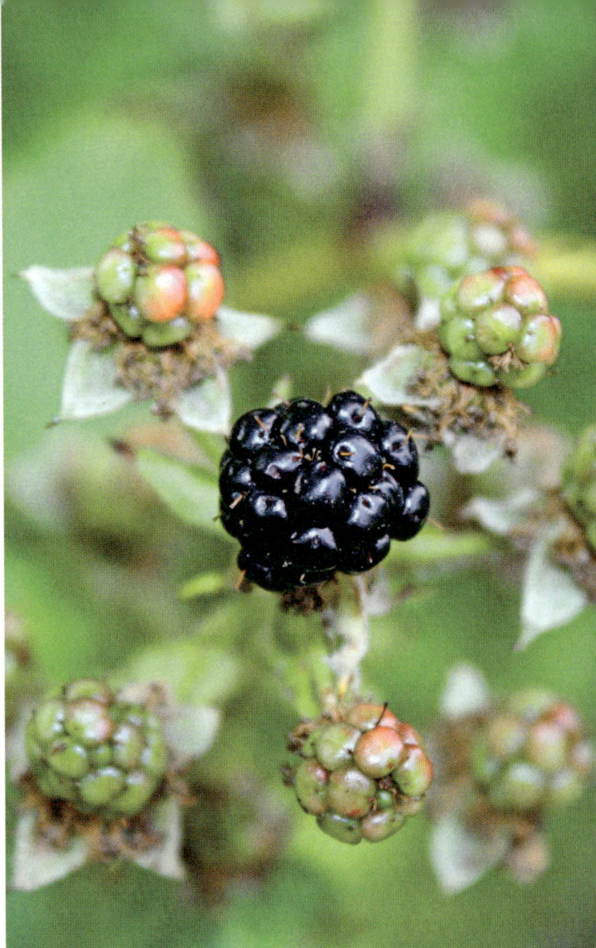

STRAUCH

BROMBEERE

Die Früchte dieser holzigen Pflanze mit buschigem Wuchs sind bei Spaziergängern und Sammlern gleichermaßen beliebt. Und das hat seinen Grund: Sie sind einfach köstlich und meist reichlich vorhanden.

Lateinischer Name: *Rubus fruticosus*
Familie: Rosengewächse
Andere Namen: Brennbeere, Brambeere

AUSSEHEN

Dieser stachelige Strauch wird 1 bis 2 m hoch, manchmal auch höher. Er wuchert und bildet undurchdringliches Gestrüpp. Die Blätter besitzen einen gezähnten Rand und sind in drei oder fünf Fiederblätter unterteilt. Die Blüten sind weiß oder rosa und haben fünf Blütenblätter. Eine reife Brombeere besteht aus vielen kleinen schwarzen Steinfrüchten, die süß und saftig sind.

VERBREITUNGSGEBIETE

Die Brombeere gehört zu den wichtigsten Pflanzenarten im Unterholz. Sie wächst in Hecken, am Wegesrand, auf Ödland, aber auch am Waldrand. Sie ist eine Pionierart, die sich oft auf Kosten anderer Pflanzen ansiedelt.

ERNTE

Die Früchte der Brombeere werden zwischen Juli und September geerntet. Vorsicht vor den Stacheln! Denken Sie auch an den Fuchsbandwurm, der durch den Verzehr von mit Tierkot verunreinigten Früchten übertragen werden kann. Dies lässt sich einfach verhindern: Sammeln Sie nur Brombeeren, die sich einen Meter oder höher über dem Boden befinden, oder kochen Sie die Früchte vor dem Verzehr. Das Risiko, sich mit einer Echinokokkose zu infizieren, ist allerdings recht gering.

GESCHMACK UND NUTZUNG

Brombeeren enthalten sowohl die Vitamine C, B und E als auch Antioxidantien, Mineralstoffe und Pektin. Ob roh oder gekocht: Sie schmecken köstlich. Sie sind ideal im Obstsalat, auf Kuchen oder als Marmelade, Sirup und Likör. Getrocknet eignen sich die jungen Blätter und Knospen zudem hervorragend als Kräutertee.

NÜTZLICH!

Bushcrafter und Menschen, die Outdoor Survival praktizieren, stellen aus den faserigen Stängeln der Brombeere starke Schnüre her. Sie eignen sich ideal zum Bauen eines Unterschlupfs für die Nacht, wenn man sich im Wald verirrt hat.

REZEPT

Brombeer-Crumble

ZUTATEN

FÜR 4 PERSONEN

300 g Brombeeren • 150 g Mehl • 125 g Zucker • 125 g Butter • 2 Päckchen Vanillezucker

ZUBEREITUNG

- Den Backofen auf 210 °C vorheizen. Die Brombeeren verlesen, entstielen und waschen.
- Mehl und Zucker in einer Rührschüssel vermischen und in kleine Stücke geschnittene, sehr kalte Butter hinzufügen.
- Von Hand verkneten, bis die für Streusel typische körnige Textur entsteht.
- Die Brombeeren auf kleine Auflaufformen verteilen und mit Vanillezucker bestreuen.
- Mit Streuselteig bedecken, ohne diesen anzudrücken, und im Ofen backen, bis die Streusel goldbraun und knusprig sind.

Schwarze Maulbeere

Diese Bäume aus der Familie der Maulbeergewächse, lateinisch Morus nigra, bringen Früchte hervor, die den Brombeeren ähnlich sind, aber eine längliche Form aufweisen. Sie sind ebenfalls essbar. Im 19. Jahrhundert wurden in Bayern die Schwarze und die Weiße Maulbeere angebaut, weil man versuchte, die Seidenproduktion zu etablieren und Seidenraupen mit den Blättern gefüttert werden können. Vereinzelte alte Maulbeerbäume gibt es daher in Bayern auch heute noch an vielen Orten.

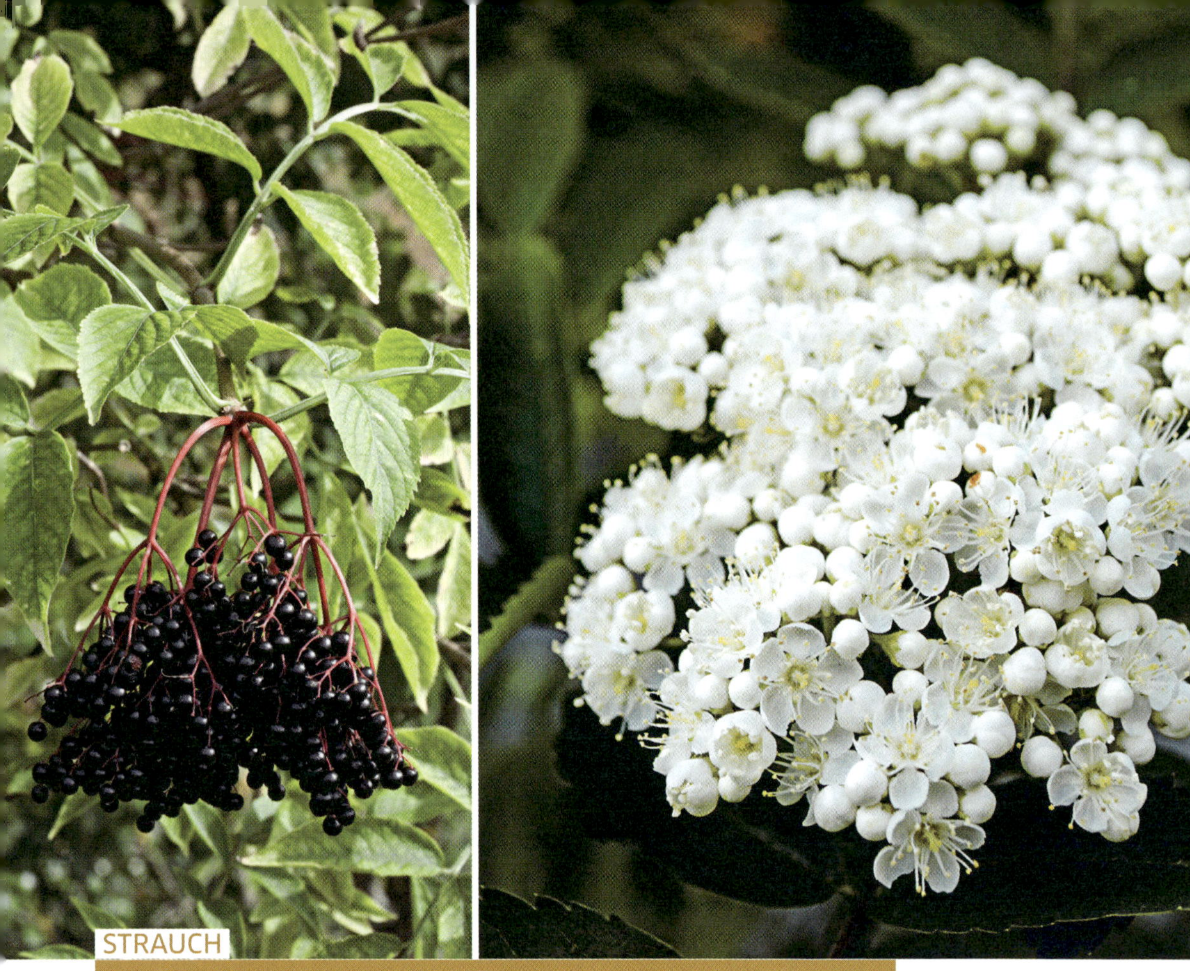

STRAUCH

SCHWARZER HOLUNDER

Der Schwarze Holunder ist ein Strauch oder Busch, der in unseren Breitengraden weit verbreitet ist. Spaziergänger und Wanderer beachten ihn oft nicht, dabei sind nicht nur seine Früchte essbar, sondern auch die Blüten.

Lateinischer Name: *Sambucus nigra*
Familie: Moschuskrautgewächse
Andere Namen: Fliederbeere, Holler, Holder, Holunder

AUSSEHEN

Der Schwarze Holunder erreicht Wuchshöhen von 3 bis 5 m. Seine Blätter bestehen aus fünf bis sieben ovalen, gezähnten und spitz zulaufenden Fiederblättern. Die Blüten haben fünf cremeweiße Blütenblätter. Sie sind klein und erscheinen in Büscheln. Ihr Duft ist eher unangenehm. Die Früchte wachsen in hängenden

Dolden. Sie sind klein, schwarz und kugelförmig. Sie enthalten violettes Fruchtfleisch und drei Samen.

VERBREITUNGSGEBIETE

Der Holunder ist in Hecken, am Waldrand, am Wegesrand und an Wasserläufen zu finden. Er gedeiht auf fast allen Böden. Er liebt sonnige bis halbschattige Standorte.

ERNTE

Die Blüten werden im Frühling und Frühsommer zwischen Mai und Juni gepflückt, die Früchte gegen September. Sie müssen reif sein, also eine schöne schwärzliche Farbe aufweisen.

NICHT VERWECHSELN!

Der Schwarze Holunder darf nicht mit dem giftigen Zwergholunder *(Sambucus ebulus)* verwechselt werden. Anhand der Form der Blätter und der Anordnung der Früchte können Sie beide Pflanzen unterscheiden. Der Schwarze Holunder hat breitere Blätter und zum Boden gerichtete Fruchtstände.

GESCHMACK UND NUTZUNG

Die grünen Teile des Schwarzen Holunders sind im Rohzustand giftig. Die Blüten werden in Teig ausgebacken oder für Kräutertees und andere Getränke verwendet. Die Früchte, die gekocht werden müssen, können entsaftet oder zu Marmeladen und Desserts verarbeitet werden.

EINE KURZE ANEKDOTE

Früher wurden die Blüten des Schwarzen Holunders von Betrügern zur Herstellung von gefälschtem Muskatwein verwendet. Nach der Fermentation verleihen sie dem Wein den Geschmack und den Duft von Muskat.

REZEPT

Holunderbeersirup

–

ZUTATEN

FÜR EINE FLASCHE (CA. 1 LITER)

1,5 kg reife Holunderbeeren • 200 ml Wasser • 500 g Rohrzucker • 200 g Gelierzucker • Saft einer halben Zitrone

ZUBEREITUNG

- Die Holunderbeeren entstielen und vorsichtig waschen.
- Die Beeren zum Entsaften mit dem Wasser in einen Topf geben und einige Minuten bei starker Hitze kochen, bis sie aufplatzen. Regelmäßig umrühren, damit sie nicht am Boden des Topfs anhaften.
- Die Zubereitung abkühlen lassen und durch ein feinmaschiges Seihtuch geben.
- Den Holunderbeersaft im Topf zusammen mit dem Rohrzucker, dem Gelierzucker und dem Zitronensaft wieder auf den Herd stellen und zum Kochen bringen. Weiter köcheln lassen, dabei rühren und wenn nötig mit einem Schaumlöffel den Schaum abheben, bis eine sirupartige Konsistenz entsteht.
- Den Sirup in eine sterilisierte Flasche abfüllen.

WILDE ERNTE IM HERBST

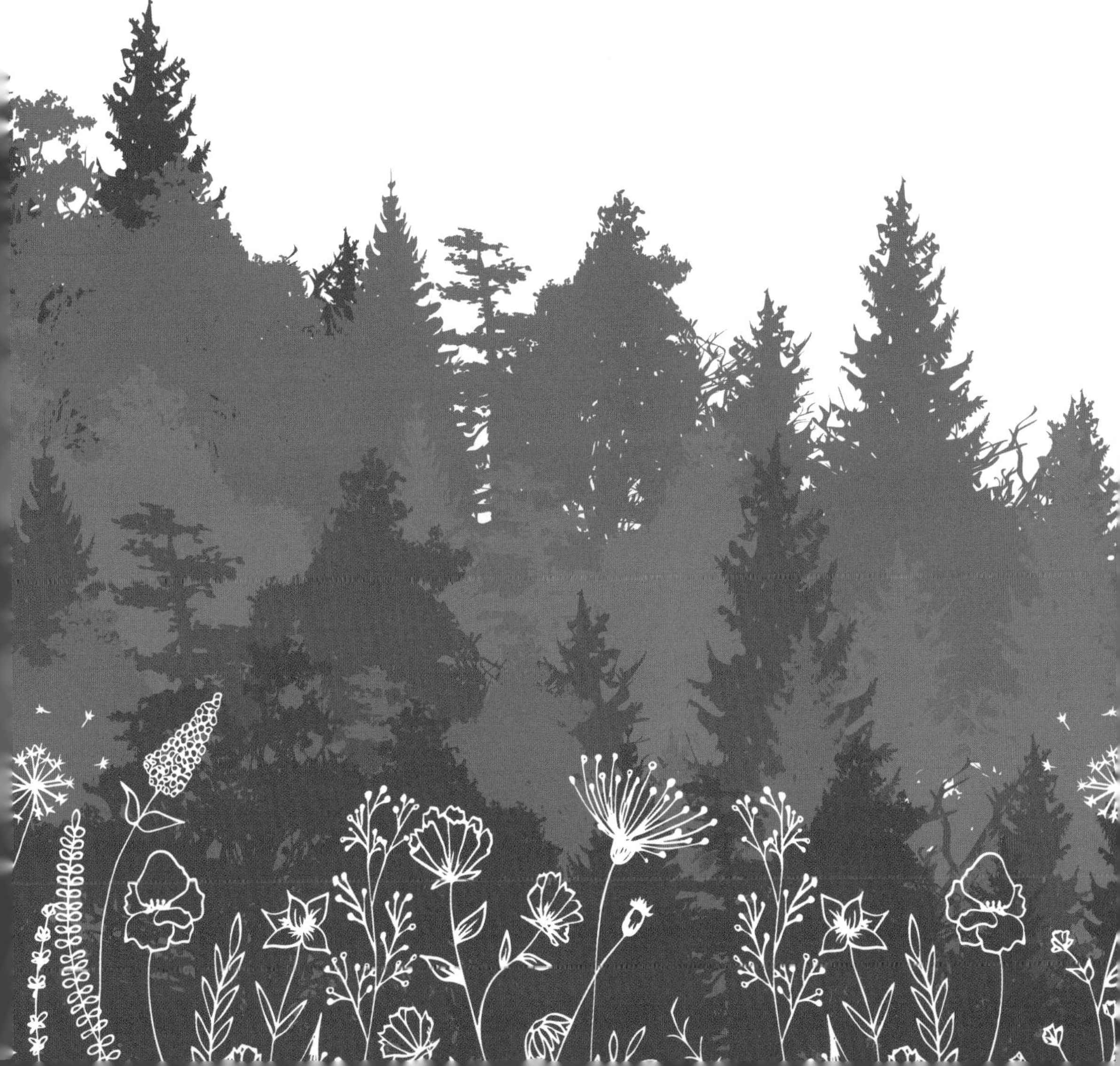

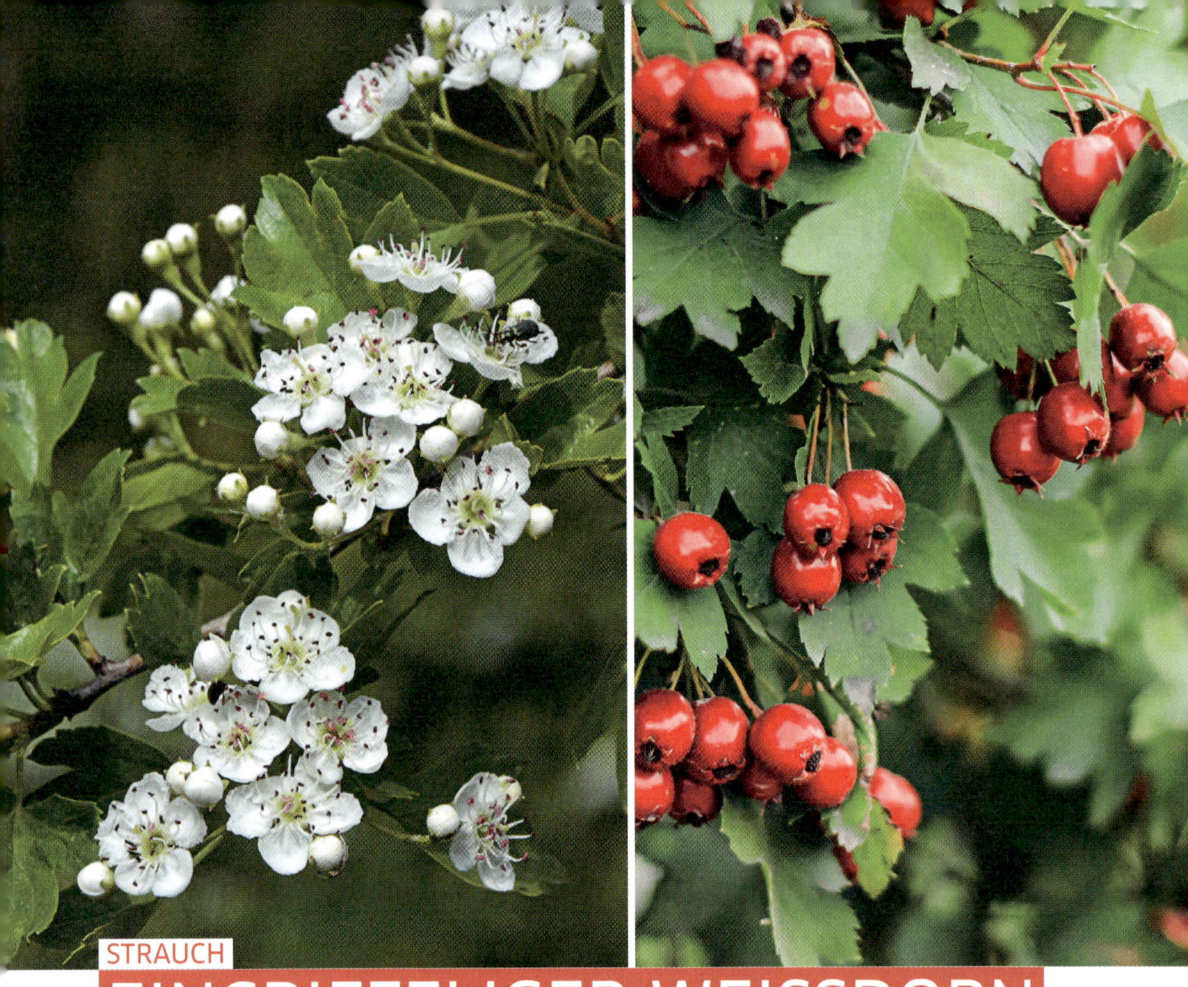

STRAUCH

EINGRIFFELIGER WEISSDORN

Dieser Strauch ist schon von Weitem zu erkennen. Seine weißen Blüten duften stark und seine Beeren sind rot und intensiv glänzend.

Lateinischer Name: *Crataegus monogyna*
Familie: Rosengewächse
Andere Namen: Hagedorn, Zaundorn, Hagäpfeli, Heckendorn

AUSSEHEN

Dieser stark verzweigte, dornige Strauch ist sommergrün und besitzt hell- oder dunkelgrüne Blätter. Sie sind fünf- bis siebenlappig – manchmal auch dreilappig – und weisen tiefe Einschnitte auf. Die Blüten stehen in Doldenrispen zusammen und haben fünf weiße oder rosafarbene Blütenblätter. Die kugelförmigen roten Beeren enthalten im Gegensatz zum Zweigriffeligen Weißdorn nur einen Kern (siehe Kasten). Er weist eine mittlere Wuchshöhe von 3 bis 4 m auf.

HOCHWERTIGES HOLZ

Weißdorn hat helles Holz. Es sieht nicht nur schön aus, sondern ist auch hart und besitzt eine feine Maserung. Es eignet sich ideal für die Herstellung von Messergriffen oder anderen kleinen Gegenständen!

VERBREITUNGSGEBIETE

Weißdorn ist landesweit verbreitet. Er gedeiht nicht in Waldgebieten mit dichter Vegetation, sondern in lichten Wäldern, am Waldrand, in Hecken und am Wegesrand. Er ist anspruchslos und wächst daher sogar auf Brachflächen.

ERNTE

Die Blüten erscheinen im Frühling gegen Mai oder Juni. Die Beeren können ab dem Spätsommer und im Herbst zwischen September und November oder sogar im Dezember geerntet werden. Achten Sie beim Pflücken darauf, dass Sie sich nicht an den Dornen verletzen!

GESCHMACK UND NUTZUNG

Die Beeren sind mehlig, haben ein gelbliches Fruchtfleisch und einen wenig ausgeprägten Geschmack. Das Fruchtfleisch kann püriert als Ersatz für Tomatensoße verwendet werden. Mit Mehl gemischt lässt es sich zu Fladen, Knödeln oder sogar Brot verarbeiten. Die Blüten verströmen einen starken, eher unangenehmen Geruch, haben aber auch eine medizinische Wirkung. Sie werden insbesondere als Tee zur Behandlung von Herzbeschwerden verwendet.

ZWEIGRIFFELIGER WEISSDORN

Diese Art trägt den lateinischen Namen *Crataegus laevigata*. Seine durchschnittliche Wuchshöhe ist geringer (ca. 2–3 m) und seine Beeren enthalten zwei oder drei Kerne. Seine Früchte und Blüten werden auf die gleiche Weise verwendet.

REZEPT

Marmelade aus Weißdornbeeren

–

ZUTATEN

FÜR 4 GLÄSER (CA. 375 G)

1,6 kg Weißdornbeeren • 250 ml Wasser • ca. 800 g Zucker • Saft einer halben Zitrone

ZUBEREITUNG

- Die Beeren waschen, die Stiele und die schwarzen Teile entfernen.
- Die Beeren mit dem Wasser in einen Marmeladentopf geben und ein paar Minuten bei starker Hitze kochen, bis sie aufplatzen. Regelmäßig umrühren, damit sie nicht am Boden anhaften.
- Abkühlen lassen und durch ein Sieb streichen, um das gesamte Fruchtfleisch ohne die Samen und Schalen zu erhalten.
- Das Fruchtfleisch abwiegen, wieder in den Topf geben und auf den Herd stellen. Die Hälfte des Gewichts des Fruchtfleisches an Zucker und den Zitronensaft hinzufügen und gut verrühren.
- Aufkochen und anschließend etwa 15 bis 20 Minuten köcheln lassen, dabei regelmäßig umrühren. Wenn nötig den Schaum mit einem Schaumlöffel abheben und etwas Wasser hinzugeben. Die Zubereitung sollte eine püreeartige Konsistenz haben.
- Die Marmelade in sterilisierte Gläser abfüllen.

Tipp

Sie können Ihre Marmelade mit Vanille, Nelken oder Zimt verfeinern.

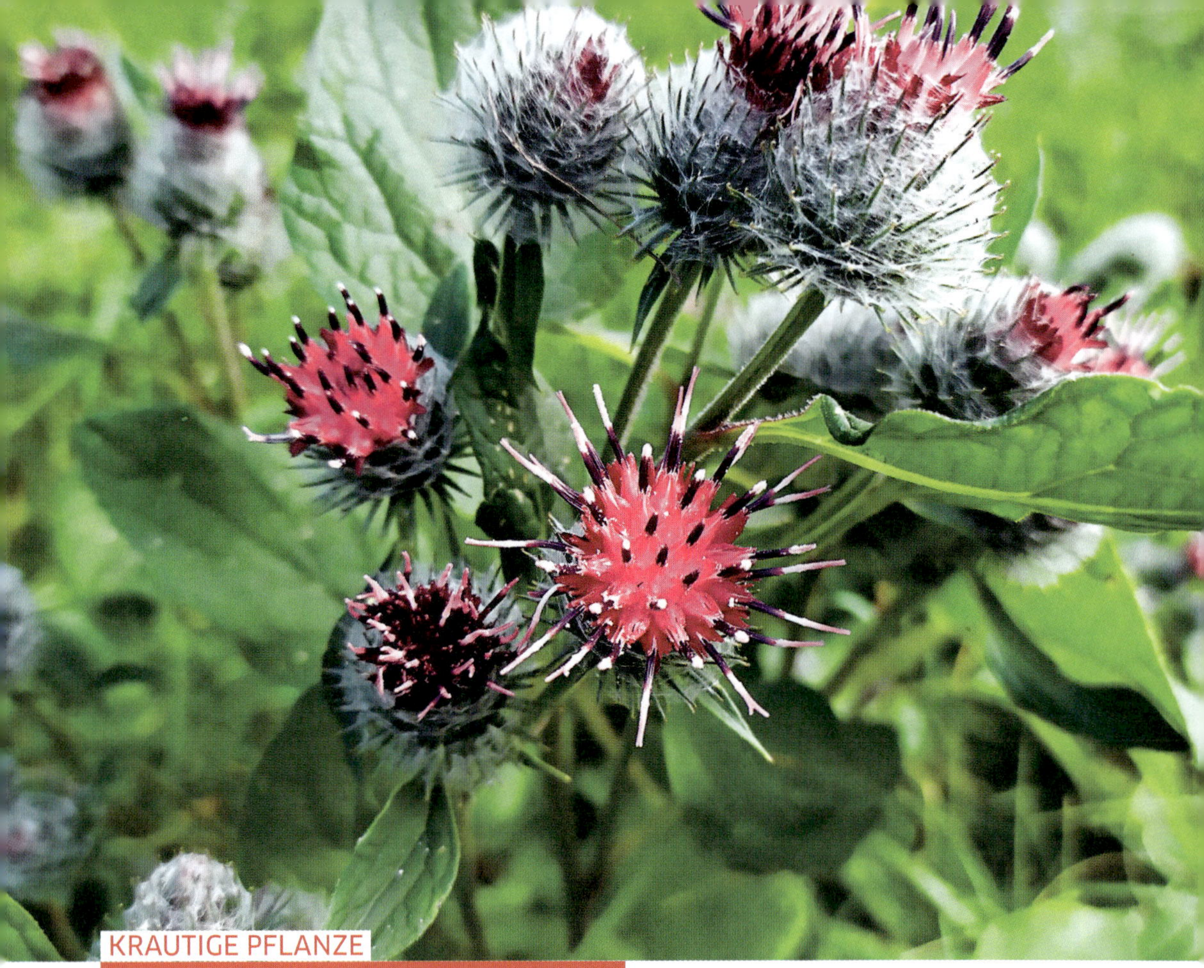

KRAUTIGE PFLANZE

GROSSE KLETTE

Früher wurde diese zweijährige Pflanze als Gemüse angebaut. Heute kommt sie hauptsächlich in der freien Natur vor, erfreut aber nach wie vor Feinschmecker.

Lateinischer Name: *Arctium lappa*
Familie: Korbblütler
Andere Namen: Klette, Butzenklette

AUSSEHEN

Die Große Klette wird 60 bis 160 cm hoch. Im ersten Jahr bildet diese behaarte Pflanze einen dichten Busch. Im zweiten Jahr entwickelt sie einen einzelnen Stängel, der sich verzweigt. Die breiten, an der Basis herzförmigen Blätter sind auf der Oberseite grün und auf der Unterseite weißlich. Die Blattstiele weisen eine u-förmige Längsrille auf. Die Blüten sind klein und violett und stehen in großen, kugelförmigen Köpfchen zusammen. Die Hüllblätter, die ihre Basis umgeben, sind schmal mit hakig gekrümmter Spitze. Die Blütezeit liegt zwischen Juli und September.

VERBREITUNGSGEBIETE

Die Große Klette wächst auf Brachland, in Ödland und zwischen Schutt, aber auch auf Lichtungen und am Waldrand. An Wegen und Waldpfaden kann sie ebenfalls gefunden werden.

ERNTE

Sammler pflücken die Stängel, die Blattstiele und die langen, fleischigen Wurzeln, die an Schwarzwurzeln erinnern. Letztere können im Herbst des ersten Lebensjahres der Pflanze bis zum Frühjahr des folgenden Jahres geerntet werden. Sie strotzen vor Nährstoffen.

GESCHMACK UND NUTZUNG

Die jungen Stängel und Blattstiele haben einen süßlichen Geschmack. Sie werden geschält und können dann roh oder gekocht verzehrt werden. Die Wurzel wird in der Regel gekocht gegessen. Ihr Geschmack erinnert an den der Artischocke. Wissenswert: Die Klette ist für ihre harntreibenden und blutreinigenden Eigenschaften bekannt. Sie wird auch zur Behandlung von Hautproblemen, wie Furunkel und Ringelflechte, verwendet.

OHNE KLETTE KEIN KLETTVERSCHLUSS

Die Klette war die Inspiration für die Erfindung des Klettverschlusses im Jahr 1948. Dieses vom Schweizer Ingenieur George de Mestral entwickelte Befestigungssystem kopiert die Widerhaken ihrer Hochblätter.

REZEPT

Klettenwurzel auf japanische Art

–

ZUTATEN

FÜR 4 PERSONEN

1 schöne frische Klettenwurzel • 1 große Karotte • 1 kleines Stück frischer Ingwer • 2 EL Sesamöl • 200 ml Wasser • 1 Stück nicht getrocknete Kombu-Alge • 2 EL helle Sojasoße • 1 EL Reisessig • 1 EL Mirin • 1 EL goldener Sesam • 2 Prisen edelsüßer Paprika • Salz und Pfeffer aus der Mühle

ZUBEREITUNG

- Die Klettenwurzel, die Karotte und den Ingwer schälen und reiben.
- Einen Esslöffel Sesamöl in einen Topf geben, die Klette scharf anbraten, mit dem Wasser ablöschen und zugedeckt etwa 15 Minuten kochen lassen.
- Die geriebene Karotte und den Ingwer hinzufügen und weiterkochen, bis das Wasser verdampft ist und sie weich sind.
- Vom Herd nehmen, in eine Schüssel geben und abkühlen lassen. Die Kombu-Alge klein schneiden und unterrühren.
- Die Sojasoße, den Reisessig und den Mirin und den zweiten Esslöffel Sesamöl miteinander zu einer Soße verrühren.
- Die Soße in eine Schüssel geben, den Sesam hinzufügen und mit dem edelsüßen Paprika würzen. Mit der Klettenwurzelzubereitung vermengen und gekühlt servieren.

Probieren Sie es aus!

Die Wurzel kann auch roh und gerieben verzehrt werden – selbstverständlich muss sie dazu erst geschält werden. Japanische Köche verwenden die Pflanze häufig und bereiten mit ihr köstliche Salate zu.

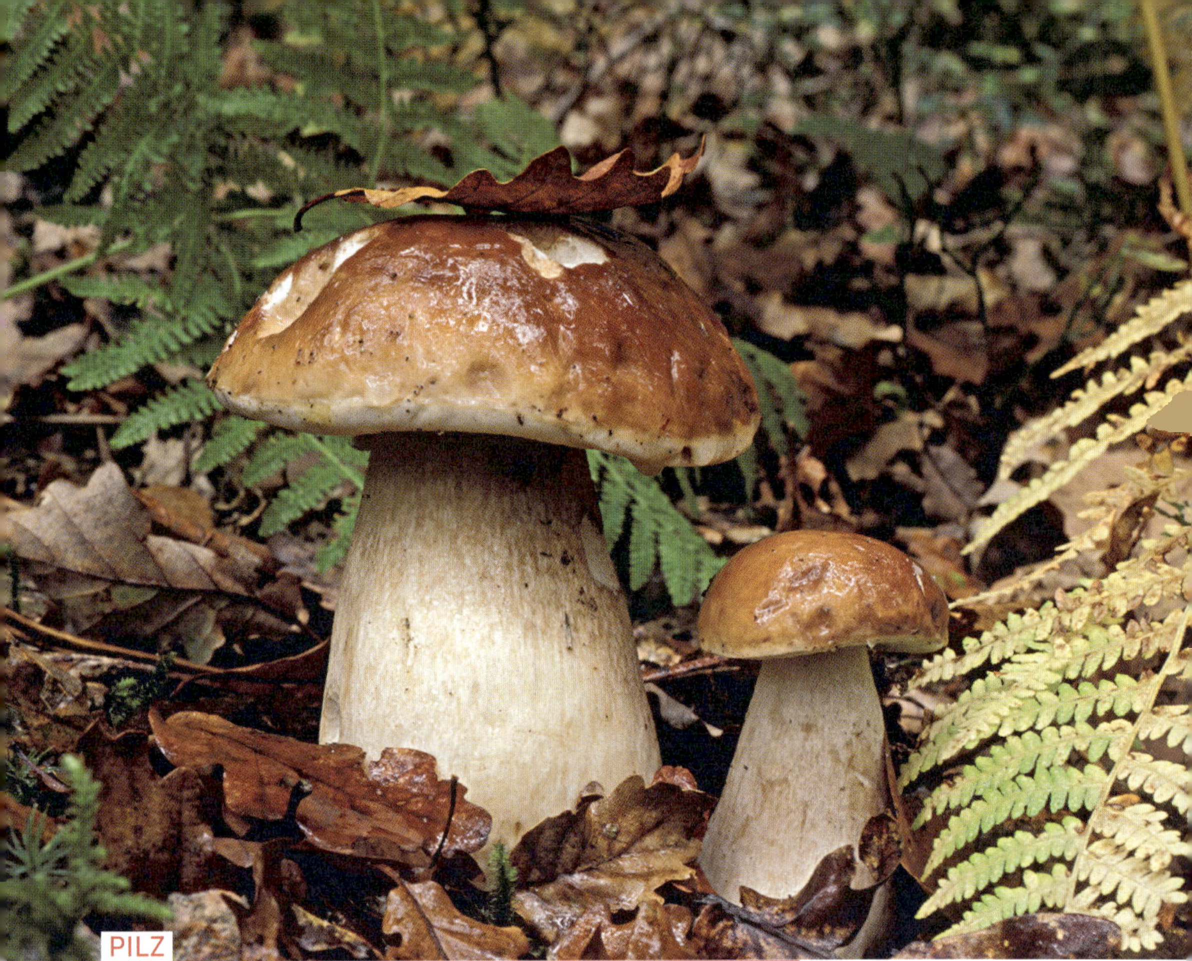

PILZ

GEMEINER STEINPILZ

Bei der Suche nach diesem Pilz kommt es auf den richtigen Zeitpunkt an. Folgen Regen und sinkende Temperaturen auf eine Hitzeperiode, ist der richtige Moment zum Sammeln gekommen, denn ein Temperaturschock fördert sein Wachstum.

Lateinischer Name: *Boletus edulis*
Familie: Dickröhrlingsverwandte
Andere Namen: Fichtensteinpilz, Dobernickel, Herrenpilz, Edelpilz

AUSSEHEN

Sein Hut hat eine fettige und glänzende Oberfläche – bei feuchtem Wetter auch schleimig – und eine schöne kastanien- oder haselnussbraune Farbe. Er wird zum Rand hin heller. Der Rand selbst ist weiß. Die Unterseite des Hutes ist mit kleinen Poren bedeckt. Sie ist zuerst weiß, dann gelb und wird schließlich grünlich.

Die Oberseite des bauchigen Stiels zeigt ein weißliches Netz. Die größten Exemplare erreichen einen stolzen Hutdurchmesser von 25 cm und mehr.

VERBREITUNGSGEBIETE

Der Pilz ist im Spätsommer und Herbst zu finden, am häufigsten im Unterholz von Laubbäumen, wie Birke, Hainbuche, Kastanie, Eiche, Buche, und von Nadelbäumen, etwa Fichte, Kiefer oder Tanne.

ERNTE

Der Gemeine Steinpilz wird manchmal mit dem Maronenröhrling *(Xerocomus badius)* und dem Sommersteinpilz *(Boletus aestivalis)* verwechselt. Dies ist allerdings nicht schlimm, da sie alle zu den Speisepilzen zählen. Problematischer ist die Verwechslung mit dem ungenießbaren Gemeinen Gallenröhrling (siehe Kasten).

AUFGEPASST!

Die Hutoberseite des Gemeinen Gallenröhrlings *(Typopilus felleus)* ist eher dunkelbraun und nicht fettig und glänzend, sondern matt und filzig. Sein Stiel weist ein Netz aus braunen Maschen auf hellem Grund auf.

GESCHMACK UND NUTZUNG

Ganz zu Recht gilt der Steinpilz als ausgezeichneter Speisepilz. Er kann roh, zum Beispiel als Carpaccio, oder gegart in einem Omelett, in einer Suppe oder als Beilage zu Fleisch gegessen werden. Das feste Fleisch junger Exemplare hat einen nussigen Geschmack.

REZEPT

Blätterteigtarte mit Steinpilzen und Parmesan

–

ZUTATEN

FÜR 6 PERSONEN

500 g Steinpilze • 1 kleine Knoblauchzehe • 4 Stängel Schnittlauch • 90 g Parmesan • 60 g Walnusskerne • 1 EL Olivenöl • 15 g Butter • 1 EL Mehl • 1 Päckchen Blätterteig • Walnussöl • Salz und Pfeffer aus der Mühle

ZUBEREITUNG

- Den Ofen auf 200 °C vorheizen. Schadstellen an den Pilzen wegschneiden. Die Steinpilze mit einem sauberen, feuchten Küchentuch putzen und der Länge nach in Scheiben schneiden. Knoblauchzehe schälen und hacken. Schnittlauch hacken. Den Parmesan in Späne schneiden und die Walnusskerne zerkleinern.
- Das Olivenöl in einer Pfanne erhitzen und die Steinpilze auf beiden Seiten goldbraun anbraten. Den gehackten Knoblauch und den Schnittlauch hinzugeben. Salzen, pfeffern und verrühren.
- Eine Tarteform mit Butter einfetten und mehlen, den Blätterteig darin auslegen und mit einer Gabel mehrfach einstechen.
- Die Parmesanspäne auf dem Boden der Form verteilen, die Pilzscheiben rosettenförmig darauflegen und dann die gehackten Walnüsse darüberstreuen.
- Mit einigen Spritzern Walnussöl beträufeln, 25 bis 30 Minuten im Ofen backen und vor dem Servieren abkühlen lassen.

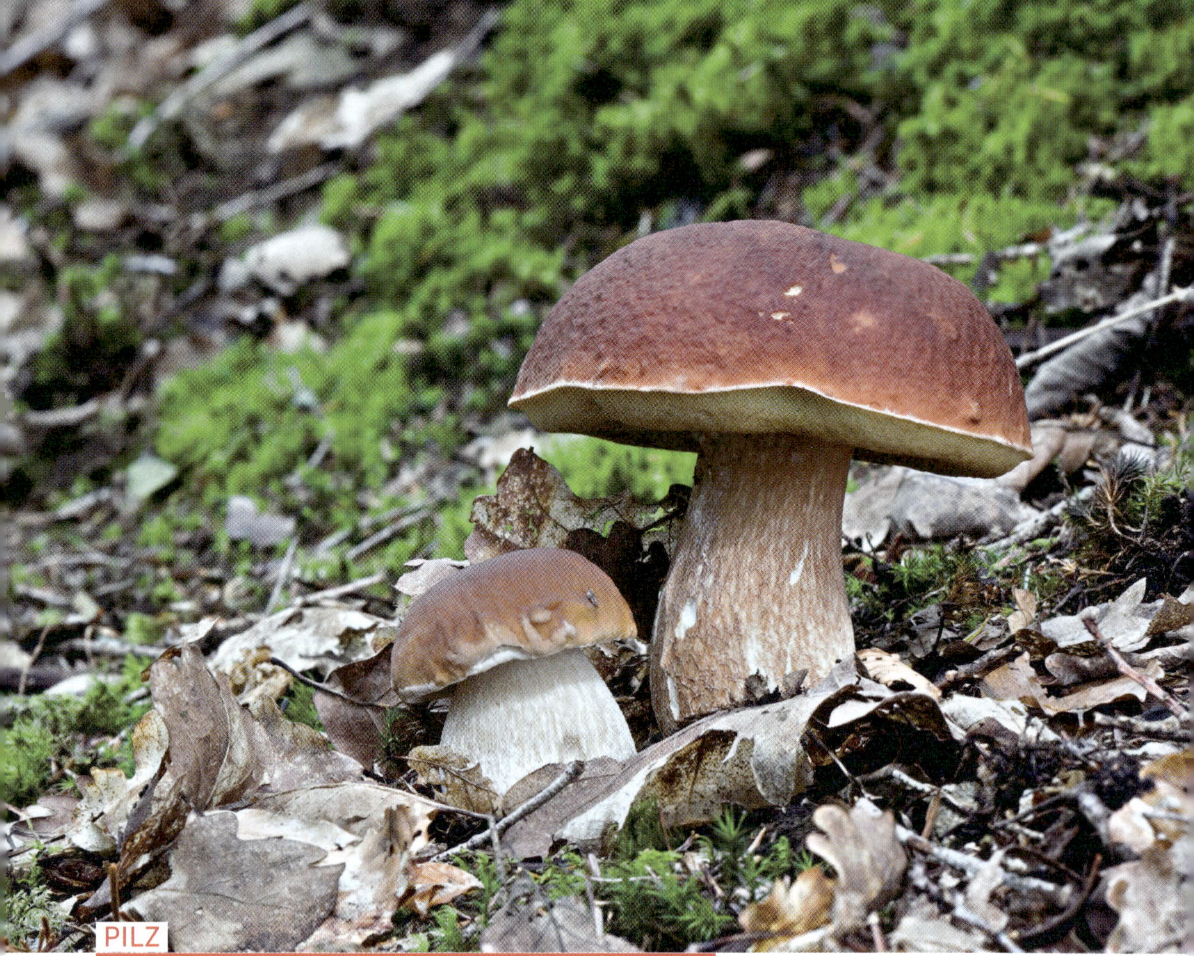

PILZ

KIEFERNSTEINPILZ

Dieser Pilz gehört zu den besten Steinpilzen. Leider trifft man ihn nur selten an. Oft handelt es sich um Zufallsfunde von Sammlern, die eigentlich nach anderen Sorten gesucht haben.

Lateinischer Name: *Boletus pinophilus*
Familie: Dickröhrlingsverwandte
Andere Namen: Rothütiger Steinpilz

AUSSEHEN

Sein mahagonibrauner oder ins Weinrot tendierender Hut hat einen Durchmesser von 6 bis 25 cm. Die Röhren auf der Unterseite sind zunächst weiß. Sie werden später gelblich und dann grünlich. Der oft bauchige Stiel, der je nach Alter des Pilzes cremefarben oder braun ist, besitzt ein weißes oder bräunliches Netz. Er wird bis zu 15 cm lang. Das Fleisch ist weiß und kräftig im Biss.

GUT ZU WISSEN

In der Pilzliteratur geben Mykologen dem Kiefernsteinpilz manchmal einen anderen lateinischen Namen: *Boletus pinicola*. Dies ist eine veraltete wissenschaftliche Bezeichnung für diesen Pilz.

VERBREITUNGSGEBIETE

Wie der Name schon sagt, wächst dieser Pilz hauptsächlich unter Kiefern, aber auch unter anderen Nadelbäumen, wie Tannen und Fichten. Manchmal ist er unter Laubbäumen zu finden, er liebt vor allem Eichen.

ERNTE

Der Kiefernsteinpilz kann im Spätsommer und Herbst, aber auch im Frühling gesammelt werden. Die beste Periode liegt zwischen August und November. Im Frühling ist er von Mai bis Juni anzutreffen.

GESCHMACK UND NUTZUNG

Dieser Pilz wird von unerfahrenen Sammlern oft links liegen gelassen. Zu Unrecht! Sein festes, wohlschmeckendes Fleisch lässt sich genauso gut zubereiten wie das anderer Steinpilze. Er eignet sich als Pfannengericht, als Zutat in einem Pilzomelett oder einer Suppe oder als Fleischbeilage.

DA STECKT DER WURM DRIN!

Um herauszufinden, ob ein Pilz wurmstichig ist, wird oft geraten, ihn in einen durchsichtigen, mit Luft gefüllten Plastikbeutel zu legen. Nach ein paar Minuten, so heißt es, würden die kleinen Tierchen herauskriechen. Allerdings ist diese Methode nicht sehr zuverlässig! Der sicherste Weg ist immer noch, den Pilz auf Löcher zu untersuchen.

REZEPT

Klare Suppe mit Kiefernsteinpilzen und geräucherter Entenbrust

–

ZUTATEN

FÜR 4 PERSONEN

400 g Steinpilze • 1 EL Öl • 1 l Hühnerbrühe • 12 Scheiben geräucherte Entenbrust • Haselnussöl • Salz und Pfeffer aus der Mühle

ZUBEREITUNG

- Schadhafte Stellen an den Pilzen wegschneiden. Die Pilze dann mit einem feuchten Tuch putzen und der Länge nach in Streifen schneiden.
- Das Öl in einer Pfanne erhitzen, die Pilze hineingeben und unter Rühren garen, bis sie Wasser abgeben und goldbraun werden.
- Die Steinpilze herausnehmen und abtropfen lassen. Dann auf die Suppenschüsseln verteilen.
- Die Hühnerbrühe erwärmen, salzen und pfeffern. Die geräucherte Entenbrust hinzufügen und kurz erwärmen, ohne zu kochen.
- Die Hühnerbrühe mit der Entenbrust auf die Suppenschüsseln verteilen. Das Tüpfelchen auf dem i: Einen Spritzer Haselnussöl für jede Portion.
- Mit getoastetem Brot genießen.

Probieren Sie es aus!

Am besten schmecken junge Exemplare mit einem bauchigen Stiel. Um den vollen Geschmack zu erleben, können Sie die Pilze als Carpaccio anrichten. Schneiden Sie sie hierfür nach dem Putzen in dünne Längsstreifen.

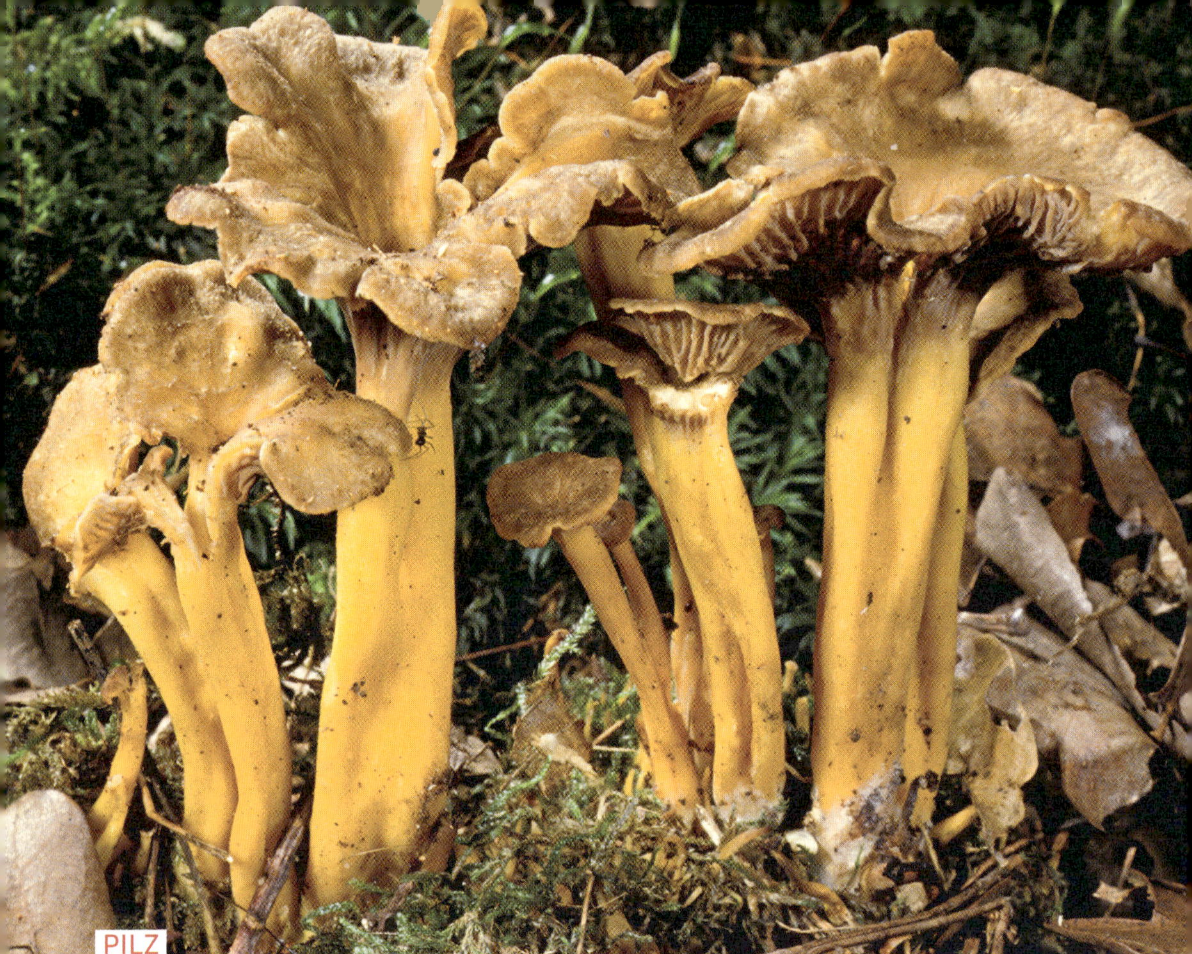

PILZ

TROMPETENPFIFFERLING

Jeder Pilzsammler kennt den Trompetenpfifferling. Genau wie die Totentrompete ist diese Art in unseren Wäldern häufig anzutreffen. Sie besitzt jedoch nicht den gleichen Speisewert.

Lateinischer Name: *Craterellus tubaeformis*
Familie: Stoppelpilzverwandte
Andere Namen: Durchbohrter Leistling, Herbstpfifferling

AUSSEHEN

Trompetenpfifferlinge haben eine mehr oder weniger gewellte Trichterform und werden etwa 3 bis 8 cm lang. Sie erinnern optisch an die Totentrompete (siehe S. 86/87). Ihr Hut ist kastanienbraun oder graubraun. Die auf der Unterseite befindlichen, gut sichtbaren Leisten sind gegabelt und je nach Alter gräulich oder gelblich. Der glatte, hohle Stiel ist gelb-orange bis gelblich-braun.

VERBREITUNGSGEBIETE

Dieser Pilz wird in Nadelwäldern gesammelt, in denen vor allem Kiefern und Fichten wachsen, sowie in Mischwäldern und in Buchenwäldern. Auch Torfmoore gehören, sofern sie nicht zu nass sind, zu den günstigen Standorten.

ERNTE

Der Trompetenpfifferling wird vom Spätsommer bis in den Herbst hinein geerntet. In einigen Regionen mit mildem Klima kann man ihn auch zu Beginn des Winters oder sogar noch später finden. Dieser Pilz wächst in mehr oder weniger verstreuten Kolonien. Vielversprechende Fundorte: in der Nähe von alten Baumstümpfen und morschen Holzhaufen.

NICHT VERWECHSELN!

Bevor Sie diesen Pilz kosten, vergewissern Sie sich, dass Sie ihn nicht mit dem giftigen Dunklen Ölbaumtrichterling *(Omphalotus olearius)* verwechseln, der einen orangefarbenen Hut hat (siehe Kasten S. 77).

GESCHMACK UND NUTZUNG

Trompetenpfifferlinge gehören zu den Speisepilzen, ihre Konsistenz ist jedoch etwas elastisch. Ihr milder Geschmack passt gut zu weißem Fleisch, wie Huhn, Pute oder Kalb, aber auch zu Fisch.

LAGERN LEICHT GEMACHT

Trompetenpfifferlinge lassen sich sehr gut getrocknet aufbewahren. Legen Sie Ihre Pilze, ohne dass sie sich überlappen, auf ein Gestell und lassen Sie sie trocknen. Drehen Sie sie dabei ab und zu um.

REZEPT

Hecht mit Trompetenpfifferlingen

ZUTATEN

500 ml trockener Weißwein • 4 EL gehackte Schalotten • 1 EL gehackte glatte Petersilie • 1 EL Estragon • 4 schöne Hechtfilets • 800 g Pfifferlinge • 1 EL Öl • 80 g Butter • 1 Knoblauchzehe • 1 EL gehackter Kerbel • 1 EL Tomatenpüree • 2 EL Kalbsjus • 1 EL Reiscreme • 2 EL Madeira • Salz und Pfeffer aus der Mühle

ZUBEREITUNG

- Den Weißwein in einen Topf geben, 1 Löffel gehackte Schalotten und jeweils die Hälfte der Petersilie und des Estragons hinzufügen, dann salzen und pfeffern. Zugedeckt zum Kochen bringen.
- Hechtfilets hinzugeben und bei schwacher Hitze 15 bis 20 Minuten köcheln lassen.
- Ungenießbare Teile der Pfifferlinge wegschneiden. Die Pilze putzen, dann der Länge nach halbieren.
- Die Pilze mit dem Öl in einen anderen Topf geben und bei starker Hitze zugedeckt 8 bis 10 Minuten garen. Gelegentlich umrühren.
- Die Butter, die restlichen gehackten Schalotten, die geschälte und zerdrückte Knoblauchzehe, den Kerbel, die restliche gehackte glatte Petersilie und den restlichen Estragon hinzufügen. Dann das Tomatenpüree, den Kalbsjus, die Reiscreme und den Madeira hinzufügen.
- Die Zubereitung gut einkochen lassen, um den Saft zu reduzieren. Die Soße auf die Hechtfilets geben.

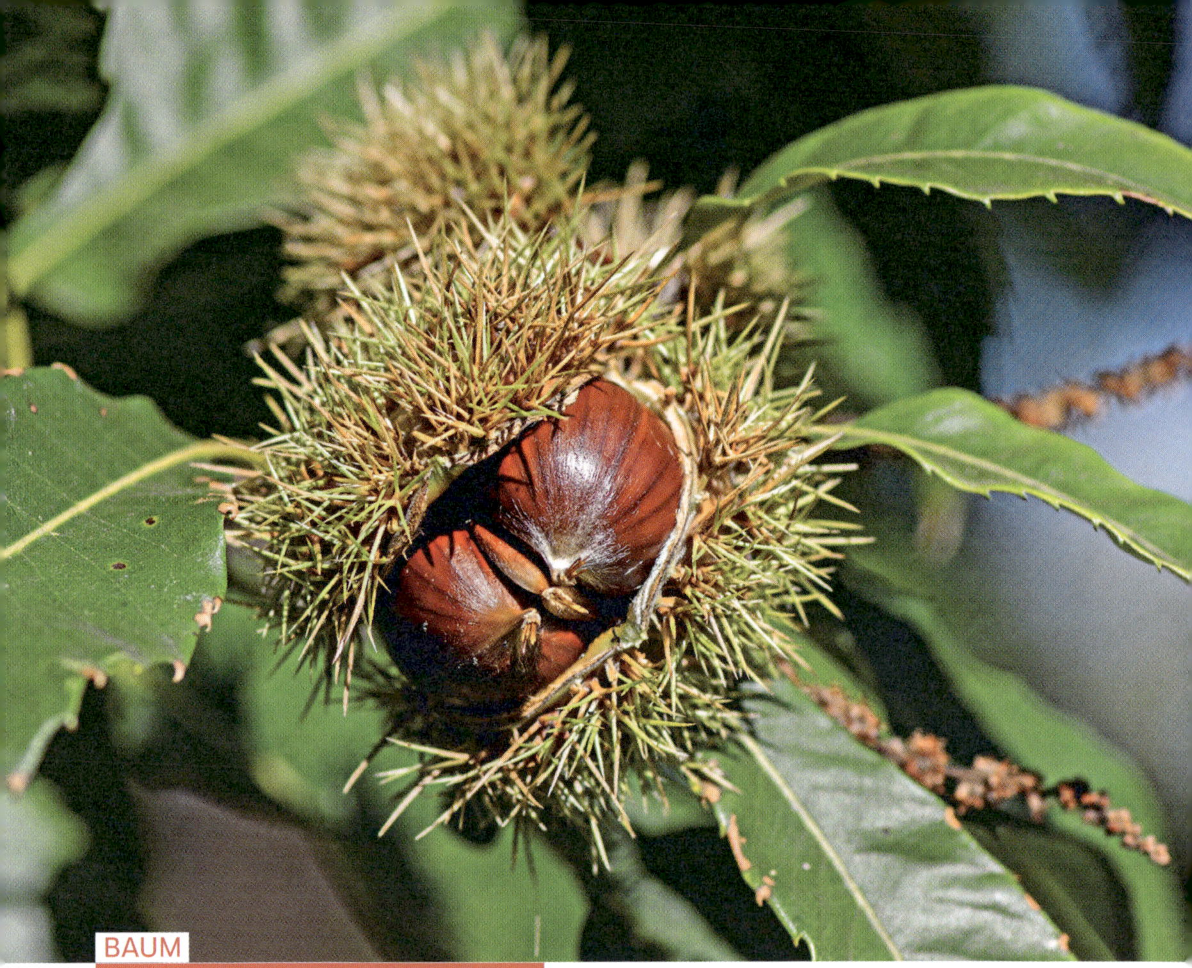

BAUM

ESSKASTANIE

Die Esskastanie gehört zu den sommergrünen Laubbäumen. Ihre nahrhaften Früchte sind im Herbst sehr begehrt und leicht erkennbar. Sie sind sehr schmackhaft, und das nicht nur für Menschen – auch Wildschweine und Eichhörnchen lieben sie!

Lateinischer Name: *Castanea sativa*
Familie: Buchengewächse
Andere Namen: Edelkastanie, Echte Kastanie, Kestenbaum, Marone

AUSSEHEN

Der Baum der Esskastanie kann Wuchshöhen von bis zu 30 m erreichen. Er hat einen gedrungenen Stamm, eine mit dem Alter rissig werdende, dunkelbraune Rinde und aufrecht stehende Äste. Seine gezähnten Blätter sind länglich und spitz. Ein und derselbe Baum trägt sowohl männliche als auch weibliche Blüten. Die Blütezeit ist gegen Juni/Juli. Die Früchte der Esskastanie sind leicht behaart. Sie befinden sich in einem stacheligen Fruchtbecher, der „Cupula" genannt wird.

VERBREITUNGSGEBIETE

Die Kastanie kommt nicht überall wild vor, wurde aber an sehr vielen Orten angesiedelt. Dieser Baum liebt Granit- oder Silikatböden, aber keine kalkhaltigen Böden.

ERNTE

Kastanien werden, wenn sie reif sind – im Oktober/November –, am Fuß der Bäume aufgesammelt. Wenn Sie die Kastanien aus ihrer Cupula entnehmen, sollten Sie sich vor den Stacheln in Acht nehmen. Prüfen Sie, ob die Kastanien wurmstichig sind.

VORSICHT VOR DER ROSSKASTANIE!

Verwechseln Sie nicht Esskastanien mit Rosskastanien (*Aesculus hippocastanum*). Letztere sind rund und haben keine Behaarung. Zudem sind sie giftig.

GESCHMACK UND NUTZUNG

Esskastanien haben einen süßen Geschmack. Sie sind reich an Öl, Vitaminen und Kohlenhydraten. Man kann sie rösten, kochen, dünsten, pürieren oder zu Mehl verarbeiten. Die Blätter des Baums werden zum Verpacken bestimmter Käsesorten verwendet, denen sie Aroma verleihen.

EIN ENORMES ALTER

Die Esskastanie kann ein Alter von 1000 Jahren und mehr erreichen. An einem Hang des Vulkans Ätna in Sizilien steht laut dem italienischen Botaniker Bruno Peyronel (1919–1982) ein Exemplar, das zwischen 3000 und 4000 Jahre alt sein soll.

REZEPT

Hähnchenbrustfilets mit Esskastanien auf chinesische Art

–

ZUTATEN

FÜR 4 PERSONEN

4 Hähnchenbrustfilets • 4 EL helle Sojasoße • 2 EL Vin Jaune (ein spezieller Wein aus dem französischen Jura) oder ein anderer trockener Weißwein • 2 Zwiebeln • 1 kleines Stück frischer Ingwer • 2 EL Öl • 1 TL Zucker • 500 ml Wasser • 500 g geschälte und enthäutete Esskastanien

ZUBEREITUNG

- Die Hähnchenbrust in Würfel oder Streifen schneiden.
- Sojasoße, Vin Jaune und das Hähnchenfleisch in eine Schüssel geben und miteinander vermischen. Dann die Schüssel mit Frischhaltefolie abdecken und an einem kühlen Ort etwa 30 Minuten lang marinieren lassen.
- Die Zwiebeln und den Ingwer schälen und hacken.
- Das Öl in einem Topf erhitzen und das marinierte Hähnchenfleisch, die Zwiebeln und den Ingwer hineingeben. Unter Rühren kochen, bis das Fleisch goldbraun ist.
- Den Zucker, das Wasser und die Kastanien hinzufügen, dann pfeffern und mischen. Etwa 40 Minuten lang zugedeckt garen.
- Mit gedämpftem Reis oder chinesischen Nudeln servieren.

Heiße Maronen

Auf Weihnachtsmärkten werden häufig heiße Maronen angeboten. Das sind grundsätzlich Esskastanien!

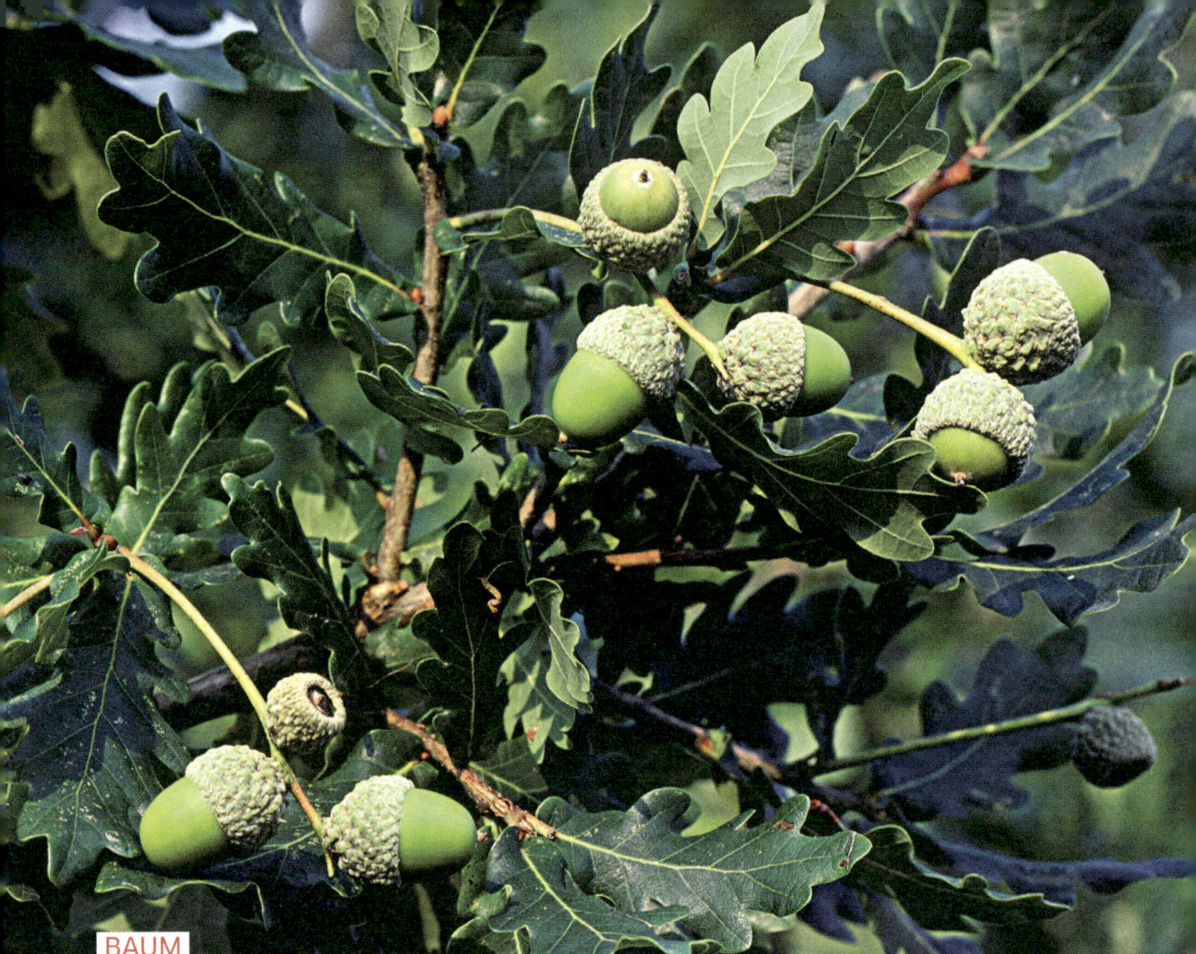

BAUM

STIELEICHE

Jeder kennt die Stieleiche, diesen schönen Baum mit dem imposanten Aussehen, doch nur wenige essen ihre Eicheln. Dabei sind sie schmackhaft und nährstoffreich. Sie besitzen sogar mehr Kalorien als Kastanien!

Lateinischer Name: *Quercus robur*
Familie: Buchengewächse
Andere Namen: Deutsche Eiche, Sommereiche

AUSSEHEN

Dieser Baum mit seiner gedrungenen Silhouette erreicht Wuchshöhen von 35 m. Sein Stamm ist dunkelbraun und bei älteren Exemplaren rissig. Seine Blätter sind abgerundet und gelappt. Ein und derselbe Baum trägt männliche Blüten – gelbliche, hängende Kätzchen – und weibliche Blüten – winzige, grüne Blüten mit rötlicher Spitze. Seine Eicheln haben einen langen Stiel.

VERBREITUNGSGEBIETE

Es heißt, die Stieleiche sei die Königin des Waldes. Das stimmt im Flachland, aber nicht in den Bergen, denn sie wächst nicht in einer Höhe von mehr als 1300 m. Man findet sie im Unterholz, aber auch am Waldrand sowie an Feldern und Wiesen.

ERNTE

Wenn die Eicheln ab September/Oktober reif sind, fallen sie zu Boden. Nun müssen sie aufgesammelt werden, bevor Tiere, vor allem Eichhörnchen und Wildschweine, sie fressen oder sie durch Feuchtigkeit verfaulen.

GESCHMACK UND NUTZUNG

Eicheln enthalten viel Tannin und sind daher bitter. Es gibt verschiedene Methoden, um den bitteren Geschmack zu entfernen (siehe „Eicheln vorbereiten"). Anschließend machen sie sich als Beilage zu Fleisch, Fisch oder Pilzen gut, aber auch in Pürees, Pasteten und Kuchen. Geröstet eignen sie sich sogar als Kaffee-Ersatz oder zur Herstellung anderer Getränke.

GUT ZU WISSEN

Einige Eichen produzieren süße Eicheln. Sie können wie Pistazien oder Haselnüsse als kleiner Snack verzehrt werden. Dies gilt für die Eicheln der *Quercus ilex ballota*, einer Unterart der Steineiche. Sie wächst vor allem in Nordafrika, Portugal, Spanien, Sizilien und Griechenland.

REZEPT

Eichel-Getränk

–

Dieses Rezept wurde 1917 von der Zeitung *La Croix* am Krankenbett eines französischen Soldaten aufgezeichnet.

„10 bis 12 Eicheln bis zur Hälfte kreuzförmig einschneiden und in eine Flasche geben. Vorher den Eichenkelch, also den kleinen Hut, der die Eichel umschließt, entfernen. Die Flasche mit Trinkwasser füllen und zwei Löffel Honig oder – falls kein Honig vorhanden – zwei Würfel Zucker hinzufügen. Schütteln, verschließen und im Sommer drei Tage, im Winter sechs Tage beiseitestellen. Diese Zeit reicht aus, um ein prickelndes Getränk zu erhalten."

Eicheln vorbereiten: die erste Möglichkeit

Die Eicheln in eine Schüssel mit Wasser geben und verlesen: Diejenigen, die oben schwimmen, sollten Sie wegwerfen. Mit Kastanien und Haselnüssen funktioniert das übrigens genauso. Die Eicheln dann in einen großen Topf geben und mehrere Stunden lang kochen. Dabei das Wasser häufig wechseln (etwa acht- bis zehnmal).

Eicheln vorbereiten: die zweite Möglichkeit

Die Eicheln im Ofen trocknen, schälen und die Kerne grob hacken. Die Eicheln dann in einem Leinensack, der mit einem Seil verbunden ist, etwa eine Woche lang in fließendem Wasser (z.B. aus einer Quelle) einweichen. Nach dieser Behandlung lassen sie sich in einem einzigen Kochvorgang zubereiten.

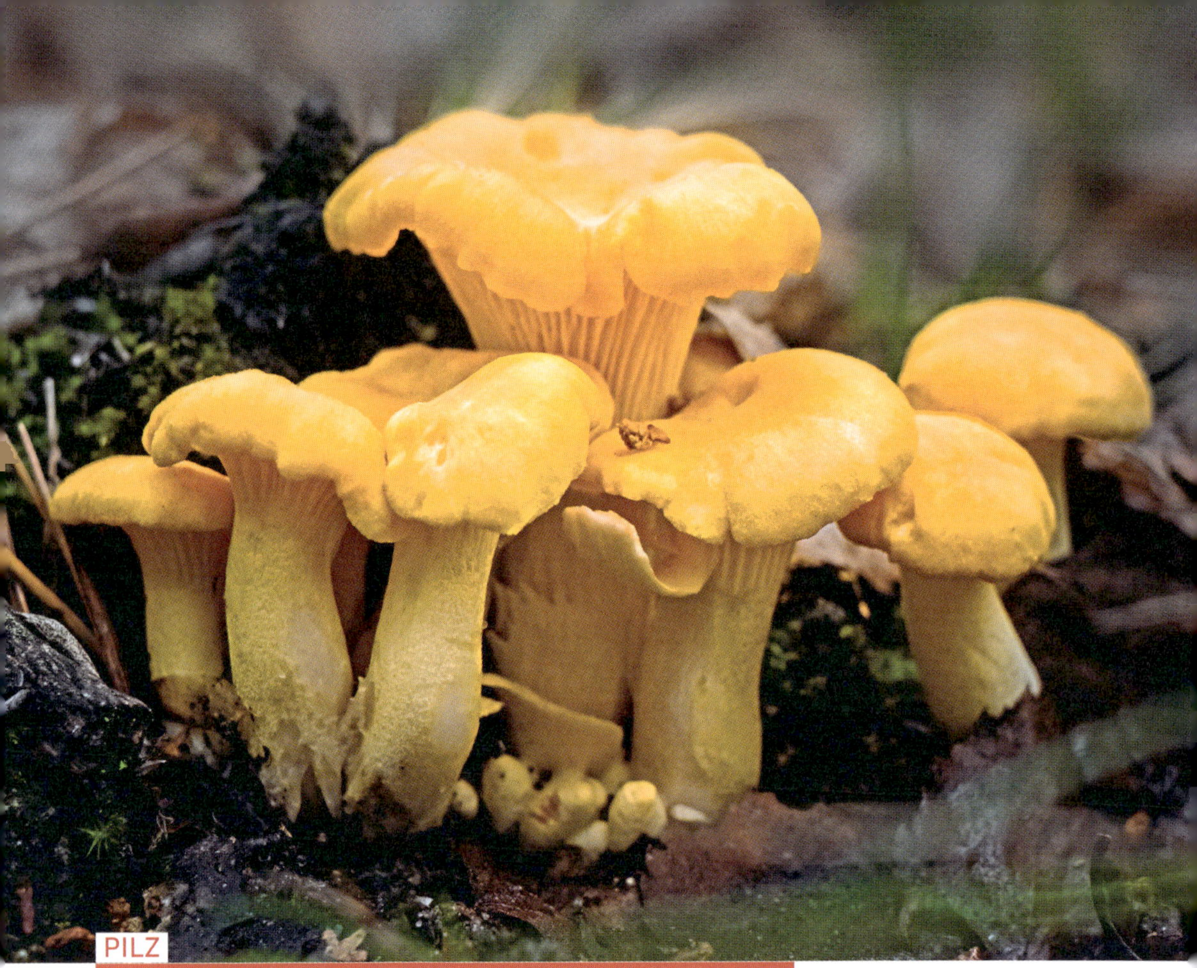

PILZ

ECHTER PFIFFERLING

Dieser Pilz ist sehr begehrt. Es heißt, dass manche Menschen ihn allein durch ihren Geruchssinn aufspüren können. Das ist zwar sehr schwierig, aber nicht ganz unmöglich, denn er verströmt einen charakteristischen fruchtigen Geruch.

Lateinischer Name: *Cantharellus cibarius*
Familie: Stoppelpilzverwandte
Andere Namen: Eierschwamm, Rehling

AUSSEHEN

Dieser Pilz hat eine Trichterform. Sein leuchtend gelber Hut hat einen Durchmesser von 5 bis 10 cm. Die Leisten an der Unterseite sind nicht regelmäßig, sondern weit auseinanderliegend, gegabelt und am Stiel herablaufend. Der blassgelbe Stiel ist 2 bis 6 cm lang. Er verjüngt sich nach unten.

NICHT VERWECHSELN!

Passen Sie auf, dass Sie den Echten Pfifferling nicht mit dem sehr giftigen Dunklen Ölbaumtrichterling *(Omphalotus olearius)* oder dem Leuchtenden Ölbaumpilz *(Omphalotus illudens)* verwechseln. Letztere sind meist größer und wachsen in Büscheln auf morschem Holz. Dies ist beim Echten Pfifferling nicht der Fall, der sich zudem durch einen angenehmen Mirabellen- oder Aprikosenduft auszeichnet.

VERBREITUNGSGEBIETE

Der Echte Pfifferling liebt Laubbäume, insbesondere Eichen und Buchen. Aber auch in Gesellschaft von Nadelbäumen, wie Fichten, Tannen oder Kiefern, fühlt er sich wohl. Er kann unter Laub, in feuchten Moosen und in der Nähe von Farnen gefunden werden.

ERNTE

Pfifferlinge werden in der Regel zwischen Juni und Oktober gesammelt. Doch auch im April/Mai und im November sind sie zu finden. Wissenswert: Starke Regenperioden gefolgt von warmem Wetter kurbeln das Wachstum an.

GESCHMACK UND NUTZUNG

Pfifferlinge können roh verzehrt werden. In der Praxis werden sie jedoch zumeist gekocht. Ihr festes Fleisch hat einen fruchtigen Geschmack mit einer pfeffrigen Note, die beim Kochen an Intensität verliert. Sie eignen sich hervorragend als Beilage zu weißem Fleisch.

DAS IST NOCH NICHT ALLES ...

Auch andere Pfifferlinge sind geschätzte Speisepilze. Hierzu gehören der vorzügliche Samtige Pfifferling *(Cantharellus friesii)* und der köstliche Blasse Pfifferling *(Cantharellus pallens)*.

REZEPT

Barschfilet mit Pfifferlingen

–

ZUTATEN

FÜR 4 PERSONEN

1 Karotte • 1 Zwiebel • 1 Stange Lauch • 1 kleiner Bund Petersilie • 2 schöne Flussbarsche • 200 ml trockener Weißwein • Saft einer halben Zitrone • 600 g Echte Pfifferlinge • 1 Schalotte • 1 Knoblauchzehe • 1 EL Öl • 6 EL Crème fraîche • Salz und Pfeffer aus der Mühle

ZUBEREITUNG

- Die Karotte schälen und in Scheiben schneiden, die Zwiebel schälen und hacken. Den Lauch in Ringe schneiden und waschen. Die Petersilie waschen und hacken.
- Die Flussbarsche abspülen und filetieren. Die Parüren – also die Abfälle, die nach dem Filetieren von den Fischen übrig geblieben sind – in einen Topf legen und mit Wasser bedecken. Den Weißwein, den Zitronensaft, die Karottenscheiben, die Zwiebeln, die Petersilie und den Lauch hinzugeben, salzen und pfeffern.
- Die Zubereitung zum Kochen bringen und 25 Minuten lang bei mittlerer Hitze köcheln lassen. Durch ein Spitzsieb gießen, die Brühe auffangen und beiseitestellen.
- Schadstellen an den Pfifferlingen wegschneiden. Dann die Pilze mit einem feuchten Tuch säubern und der Länge nach halbieren.
- Die Schalotten hacken. Den Knoblauch schälen und pressen. Das Öl in einem Topf erhitzen und die Schalotten darin glasig dünsten. Dann die Pilze, den Knoblauch und die Crème fraîche hinzufügen. Salzen und pfeffern und 15 Minuten lang köcheln lassen.
- Die Brühe wieder auf den Herd stellen und die Filets für 5 bis 8 Minuten pochieren. Dann je ein Filet auf jeden Teller legen und mit der Pfifferlingsoße anrichten.

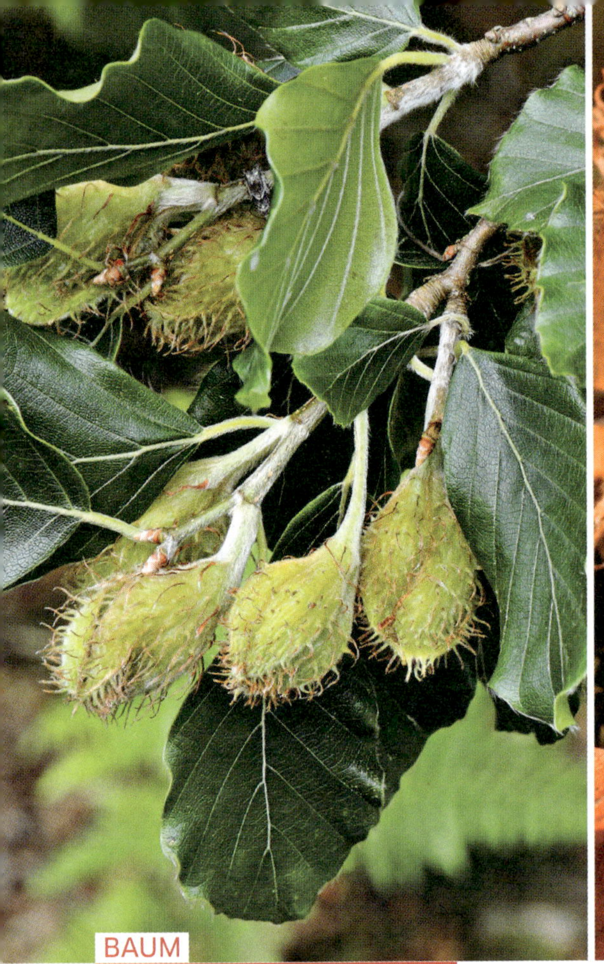

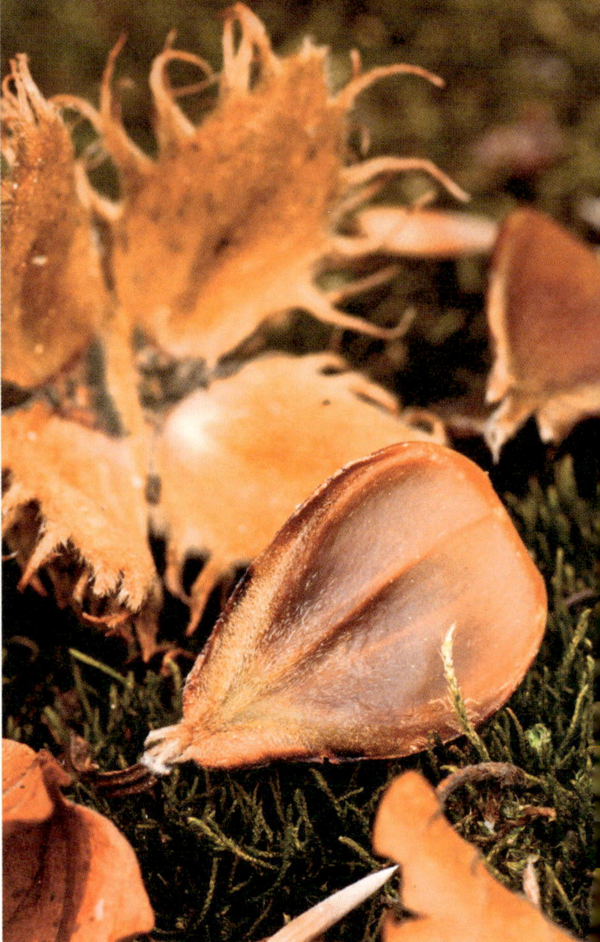

BAUM

ROTBUCHE

Die Rotbuche gibt es in vielen Wäldern in großer Zahl. Spaziergänger bewundern sie, aber viele wissen nicht, dass sie essbare Früchte bildet.

Lateinischer Name: *Fagus sylvatica*
Familie: Buchengewächse
Andere Namen: Gemeine Buche, Waldbuche, Buche

AUSSEHEN

Dieser Baum mit seiner dünnen, grauen Rinde, die oft mit weißen Flechten gesprenkelt ist, erreicht Wuchshöhen von 25 m. Seine glänzend grünen, ovalen Blätter ähneln denen der Hainbuche – bis auf ein Detail: Sie sind am Rand bewimpert. An ein und demselben Baum entwickeln sich männliche Blüten – kugelförmige gelbgrüne Kätzchen – und weibliche Blüten, die von weichen rötlichen Spitzen umgeben sind.

VERBREITUNGSGEBIETE

Die Rotbuche wächst in Laubwäldern. Sie schätzt die Gesellschaft von Eichen, Hainbuchen und Eschen. In den Bergen lebt sie auch mit Nadelbäumen wie der Tanne zusammen. Die Buche mag schattige, kühle und feuchte, aber nicht zu nasse Standorte.

DIE TEUFELSBUCHE

Mancherorts wachsen seltsame Buchen. Es handelt sich um Süntelbuchen, auch Teufelsbuchen oder Krause Buchen genannt. Diese Bäume erreichen Wuchshöhen von höchstens 15 m und haben gewundene Äste, von denen manche sogar in den Boden hineinragen. Niemand weiß genau, warum sie sich so entwickeln. Die wahrscheinlichste Hypothese: eine genetische Mutation.

ERNTE

Nach der Befruchtung bilden die weiblichen Blüten eckige Früchte, die von einer stacheligen Schale geschützt werden: die Bucheckern. Sie enthalten essbare Samen. Sie sind gegen September/Oktober reif und können vom Boden aufgesammelt werden. Passen Sie auf, dass Ihre Ausbeute nicht wurmstichig ist.

GESCHMACK UND NUTZUNG

Bucheckern werden gekocht gegessen. Genießen Sie sie jedoch in Maßen, denn sie enthalten eine Substanz, die in hohen Dosen giftig ist: Fagin. Ihr Geschmack erinnert ein wenig an den von Haselnüssen. Die Samen können auch zu Öl und Mehl verarbeitet werden. Früher wurden sie geröstet und als Kaffee-Ersatz genutzt.

REZEPT

Bucheckern als Snack

–

ZUTATEN

FÜR 4 PERSONEN

4 oder 5 Handvoll große Bucheckern

ZUBEREITUNG

- Den Backofen auf 150 °C vorheizen. Die Bucheckern abwaschen, auf dem Backblech verteilen und etwa 30 Minuten lang rösten.
- Die Bucheckern schälen und die braune Haut entfernen. Nun sind sie sofort essbar oder als Zutat für ein Gericht oder einen Kuchen verwendbar. In Keksen oder Torten ersetzen sie Haselnüsse oder Pinienkerne.

Tipps

Durch Einweichen in Wasser verringert sich der Tanningehalt der Samen, wodurch sie leichter verdaut werden können. Sie können die Samen auch ohne Fett in einer Pfanne rösten.

Essbare Blätter

Mit sehr jungen Blättern können Sie Salate verfeinern. Sie sollten im Frühjahr gepflückt werden, wenn sie zart sind und weniger Tannine enthalten. Sie haben einen angenehmen, leicht säuerlichen Geschmack.

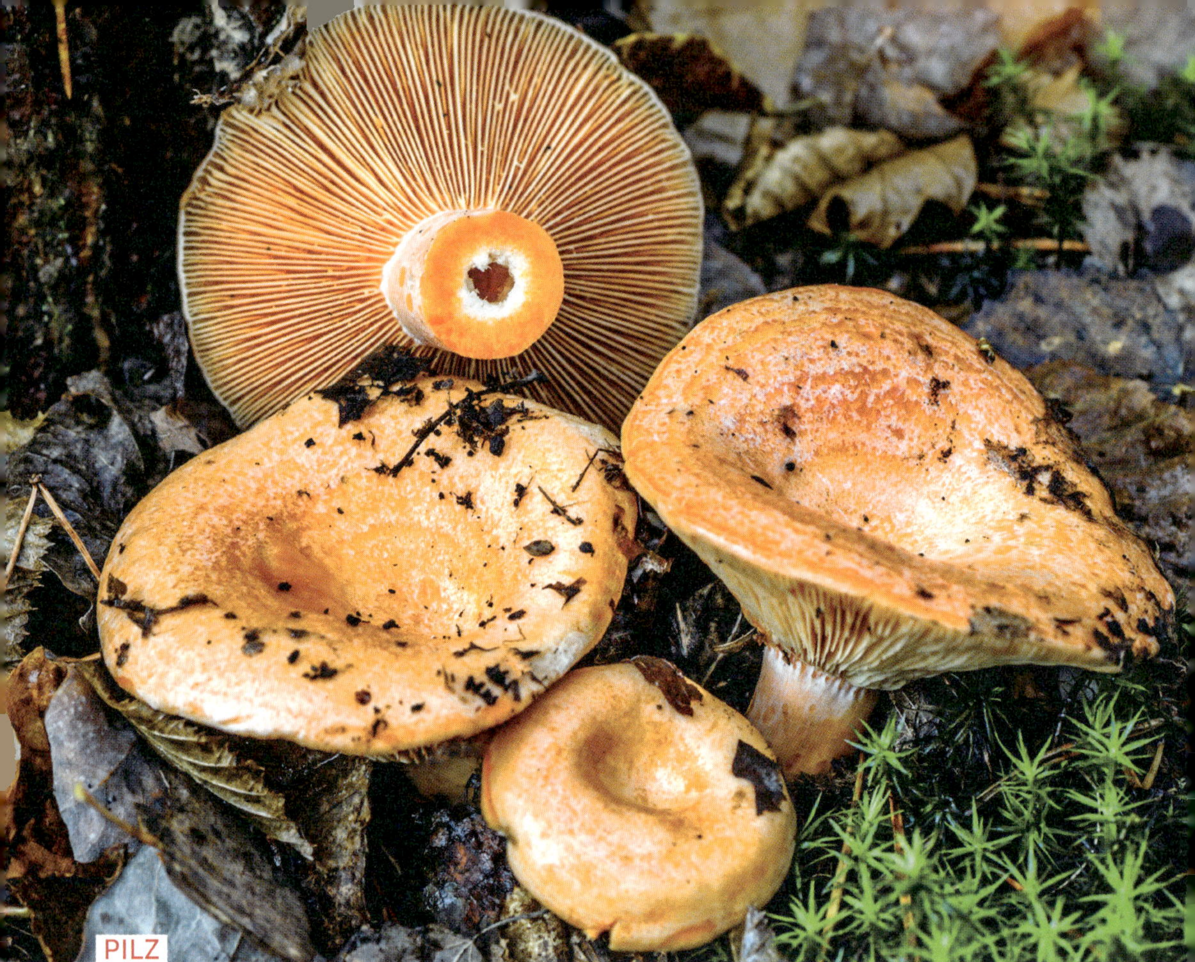

PILZ

EDELREIZKER

Auch wenn sein Name vielversprechend klingt: Er gehört nicht zu den edelsten Speisepilzen. Kenner wissen ihn dennoch zu schätzen.

Lateinischer Name: *Lactarius deliciosus*
Familie: Täublingsverwandte
Andere Namen: Echter Reizker, Kiefern-Blutreizker, Kiefernreizker

AUSSEHEN

Dieser Pilz besitzt einen Hut mit einem Durchmesser von etwa 5 bis 15 cm. Seine Oberfläche ist orange und weist konzentrische Kreise in einem dunkleren Farbton auf. Die Mitte ist eingedellt. Seine orangefarbenen Lamellen stehen recht dicht und sind leicht herablaufend. Der 3 bis 8 cm lange Stiel ist nach oben hin mit einem weißlichen Schleier bedeckt und weist oft Vertiefungen auf. Das Fleisch dieses Pilzes sondert an Bruchstellen eine karottenfarbige Milch ab. Mit zunehmendem Alter wird es leicht grün und weich.

VERBREITUNGSGEBIETE

Dieser Pilz wächst in Kiefernwäldern zwischen Moosen und herabgefallenen Nadeln. Er liebt besonders die Gesellschaft der Waldkiefer *(Pinus sylvestris)* und der Seekiefer *(Pinus pinaster)*. Manchmal wächst er auch in Mischwäldern.

ERNTE

Die beste Zeit zum Ernten ist je nach Region zwischen September und November, wobei der Oktober in der Regel die beste Ausbeute verspricht. Wenn die Temperaturen fallen, sind die Chancen, ihn zu finden, sozusagen gleich Null, denn Kälte verträgt er nicht. Sammeln Sie am besten junge Exemplare mit schöner Färbung.

GESCHMACK UND NUTZUNG

Sein Fleisch hat einen milden Geschmack. In der provenzalischen Küche wird dieser Pilz gerne mit Olivenöl beträufelt und gegrillt. Doch er lässt sich auch auf andere Weise zubereiten, zum Beispiel als Pfannengericht. Persillade, eine französische Kräutermischung mit viel Petersilie, Schalotten und Knoblauch, gibt dieser Pilzpfanne das gewisse Etwas.

NICHT VERWECHSELN!

Ein anderer essbarer Pilz sieht ihm sehr ähnlich: der Weinrote Kiefern Reizker *(Lactarius sanguifluus)*. Dieser mag wärmere Regionen und hebt sich durch seine weinrote Milch ab. Problematischer ist die Verwechslung mit dem giftigen Birkenmilchling *(Lactarius torminosus)*, der Magenbeschwerden verursacht. Letzterer wächst unter Birken und sondert beim Abbrechen eine weiße Milch ab. Sein Rand ist zudem filzig.

REZEPT

Edelreizker mit wachsweichen Eiern

–

ZUTATEN

FÜR 4 PERSONEN

500 g Edelreizker • Wasser • 4 Eier • 2 EL Olivenöl • 2 Schalotten • 5 oder 6 Stängel Schnittlauch • Salz und Pfeffer aus der Mühle

ZUBEREITUNG

- Ungenießbare Teile von den Pilzen entfernen. Die Pilze dann mit einem feuchten Tuch säubern und in Stücke schneiden.
- Die Eier 5 Minuten wachsweich kochen, herausheben, abschrecken und schälen. Das Kochwasser aufbewahren. Sobald das Wasser lauwarm ist, die geschälten Eier wieder hineingeben, um sie warmzuhalten.
- Das Olivenöl in einer Pfanne erhitzen und die Pilze unter Rühren anbraten. Die Schalotte waschen, hacken und hinzufügen. Alles etwa 25 bis 30 Minuten bei mittlerer Hitze kochen lassen. Salzen und pfeffern und zum Schluss den Schnittlauch waschen, klein schneiden und untermischen.
- Zuerst die Pilze, dann die wachsweichen Eier und kleine frische Salatblätter auf den Tellern anrichten.
- Mit dem Bratensaft übergießen und die Eier aufschneiden, sodass das Eigelb ausläuft. Vor dem Servieren salzen.

Keine Panik!

Dieser Pilz enthält einen natürlichen Farbstoff. Nach dem Verzehr von Edelreizker kann sich daher Ihr Urin rot färben. Das ist kein Grund zur Sorge. Ein Arztbesuch ist nicht vonnöten, denn es besteht keine Gefahr.

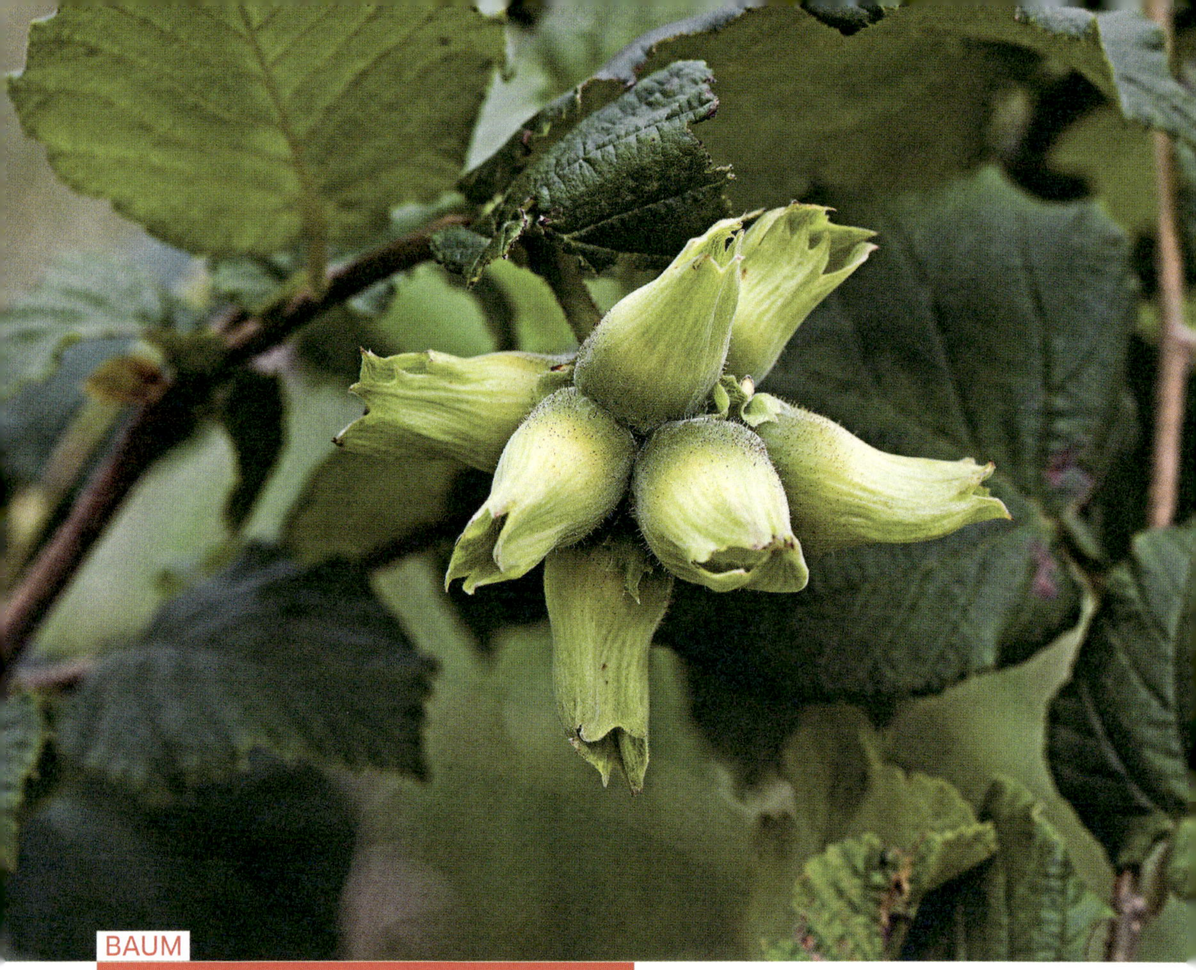

BAUM

GEMEINE HASEL

Dieser Strauch mit sommergrünen Blättern ist für seine köstlichen Haselnüsse bekannt, die sowohl bei Feinschmeckern als auch bei Waldtieren, wie Wildschweinen, Rehen und Eichhörnchen, beliebt sind.

Lateinischer Name: *Corylus avellana*
Familie: Birkengewächse
Andere Namen: Haselnussstrauch, Haselstrauch

AUSSEHEN

Der Haselnussstrauch ist vielstämmig. Er wird zwischen 2 und 5 m hoch. Seine doppelt gesägten, behaarten und leicht abgerundeten Blätter laufen spitz zu. Männliche und weibliche Blüten bilden sich zwischen Januar und März am selben Baum, und zwar noch vor den Blättern. Die männlichen Blüten bestehen aus hängenden, zylindrischen Kätzchen. Die unauffälligeren weiblichen Blüten bestehen aus kugelförmigen Knospen mit langen roten Stempeln. Die Früchte – das sind die Haselnüsse – entwickeln sich im Herbst und weisen eine harte Schale sowie Tragblätter auf.

VERBREITUNGSGEBIETE

Der Haselnussstrauch fühlt sich an vielen Standorten wohl. Er wächst in Niederwäldern, am Waldrand, an Wegen und bei Hecken. Orte, an denen dieser Strauch angebaut wird, werden Haselnusshaine oder Haselnussplantagen genannt.

ERNTE

Haselnüsse werden gegen September/Oktober reif. Sie haben dann eine schöne braune Farbe und fallen vom Baum. Um Haselnüsse zu ernten, die sich noch nicht vom Strauch gelöst haben, schütteln Sie einfach die Zweige!

GESCHMACK UND NUTZUNG

Haselnüsse sind besonders reich an Proteinen, Mineralstoffen und Vitamin E. Sie können frisch oder getrocknet verzehrt und zu Mehl oder Teig verarbeitet werden. Sie dienen auch zur Herstellung von schmackhaftem und aromatischem Öl. Sie verfeinern Süßes wie Desserts, aber auch Fleisch- und Fischgerichte.

WALD DER WÜNSCHELRUTENGÄNGER

Wünschelruten werden traditionell aus Haselnusszweigen hergestellt. Sie bestehen aus einem Ast, der sich in zwei Äste verzweigt, und haben die Form eines Ypsilon. Doch ob man mit ihnen wohl wirklich Wasser aufspüren kann? Probieren Sie es einfach einmal aus!

REZEPT

Kalbscarpaccio mit Haselnüssen

—

ZUTATEN

FÜR 4 PERSONEN

400 g Kalbfleisch (Nussstück) • 100 g geschälte Haselnüsse • 4 EL Haselnussöl • Saft einer halben Zitrone • ein paar Basilikumblätter • Salz und Pfeffer aus der Mühle

ZUBEREITUNG

- Am Vortag die Kalbsnuss salzen und pfeffern. Dann in Frischhaltefolie einwickeln und zum Aushärten ins Gefrierfach legen.
- Die Haselnüsse einige Minuten lang in einer Pfanne ohne Zugabe von Fett rösten, dann in einem Mörser grob zerkleinern.
- Ein Dressing aus Haselnussöl, Zitronensaft Salz und Pfeffer zubereiten.
- Das eingefrorene Kalbfleisch mit einem scharfen Filetiermesser oder besser noch mit einem Schinkenschneider hauchdünn zu einem Carpaccio aufschneiden.
- Haselnussöl mit einem Lebensmittelpinsel auf vier Tellern verstreichen. Die Kalbfleischscheiben darauf anrichten und mit der Soße beträufeln, dann mit zerkleinerten Haselnüssen und gehackten Basilikumblättern bestreuen.
- Bis zum Servieren in den Kühlschrank stellen.

Sind Ihre Haselnüsse wurmstichig?

Wie alle Früchte können auch Haselnüsse wurmstichig sein. Manchmal weist noch nicht einmal ein Loch auf die kleinen Tiere hin. Das passiert, wenn das Ei zur Zeit der Fruchtbildung abgelegt wurde.

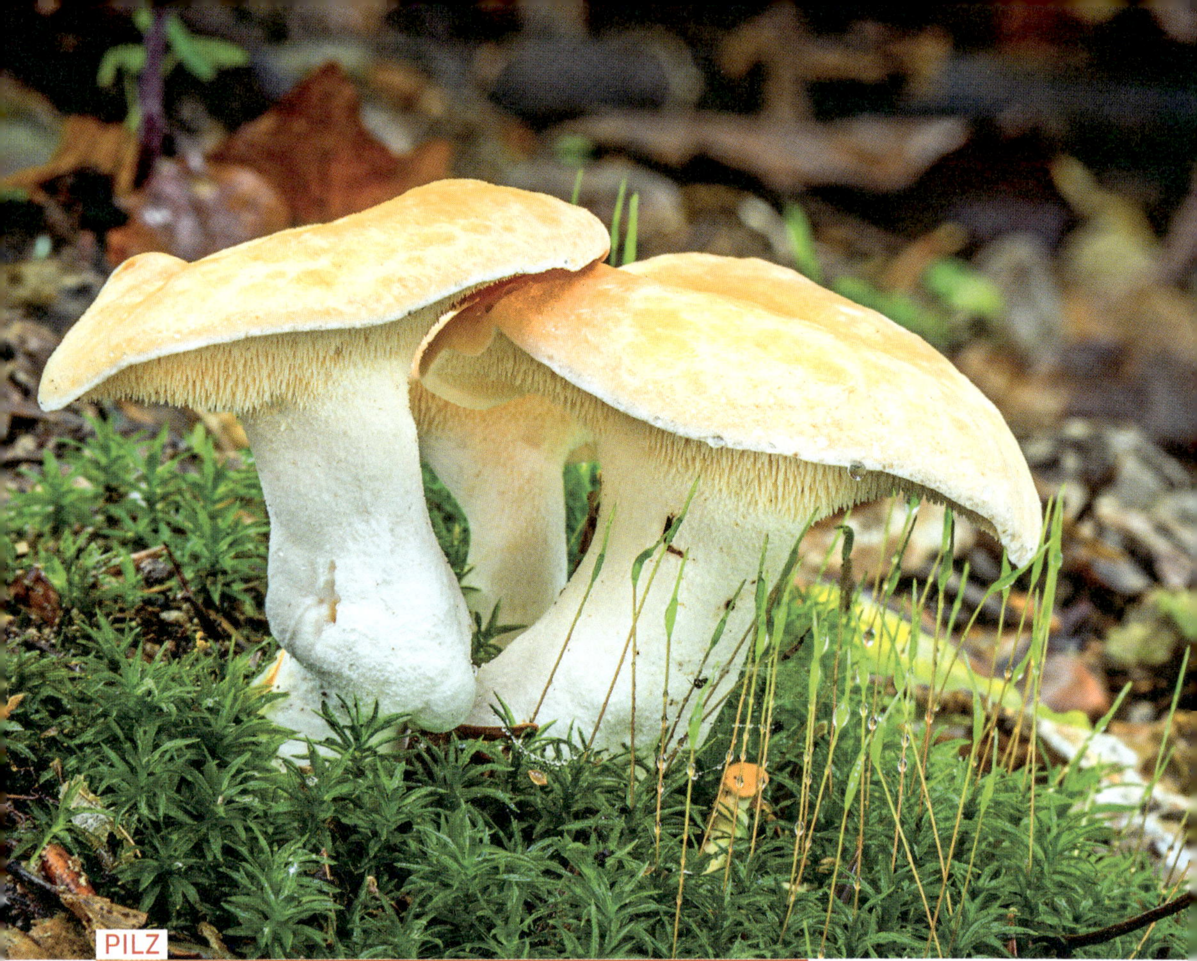

PILZ

SEMMELSTOPPELPILZ

Der Semmelstoppelpilz ist ein Muss für jeden Pilzsammler! Er ist leicht zu erkennen. Junge Exemplare haben festes Fleisch und einen fruchtigen Geschmack.

Lateinischer Name: *Hydnum repandum*
Familie: Stoppelpilzverwandte
Andere Namen: Semmelgelber Stacheling, Schafsfußpilz

AUSSEHEN

Der Semmelstoppelpilz hat einen knubbeligen Hut mit einem Durchmesser von 5 bis 15 cm. Er ist cremeweiß mit rötlichen Schattierungen. Die Unterseite besteht aus dicht stehenden Stacheln, die eine etwas blassere Farbe haben. Der dicke, unregelmäßig geformte Stiel ist etwa 3 bis 8 cm hoch. Das Fleisch ist in seiner Konsistenz brüchig.

ACHTUNG: VERWECHSLUNGSGEFAHR

Es gibt zwei Arten, die ihm ähneln: der Weißliche Stoppelpilz *(Hydnum albidum)* und der Rostgelbe Semmelstoppelpilz *(Hydnum rufescens)*. Diese Pilze sind essbar, aber weit weniger beliebt, da sie teilweise sehr bitter schmecken.

VERBREITUNGSGEBIETE

Der Semmelstoppelpilz findet sich im Unterholz von Laub- und Nadelbäumen, aber auch in Mischwäldern. Die Pilze können einzeln oder in Gruppen stehen. Oft wachsen sie entlang einer Wurzel, die im Boden liegt.

ERNTE

Der Pilz kann vom Spätsommer bis zum Spätherbst und sogar bis in den Winter hinein geerntet werden. Auch bei frostigen Temperaturen im November ist er noch zu finden. In milden Regionen wächst er selbst im Dezember noch.

GESCHMACK UND NUTZUNG

Es handelt sich um einen sehr guten Speisepilz, wobei größere Exemplare jedoch scharf und bitter schmecken können. Jüngere Pilze sind roh verzehrbar, zum Beispiel als Carpaccio. Gekocht passt dieser Pilz wunderbar zu Fleischgerichten. Geschmacklich erinnert er an Pfifferlinge – er ist allerdings nicht ganz so erlesen.

GUT ZU WISSEN

Im Gegensatz zu anderen Pilzarten, zum Beispiel Steinpilzen, wird der Semmelstoppelpilz selten von Würmern heimgesucht. Parasiten scheinen sein Fleisch nicht zu mögen.

REZEPT

Kaninchenrücken mit Semmelstoppelpilzen

ZUTATEN

FÜR 4 PERSONEN

600 g Semmelstoppelpilze • 1 große Zwiebel • 1 Knoblauchzehe • 2 EL Öl • 4 Kaninchenrücken • 6 getrocknete Wacholderbeeren • 1 Bouquet garni • 450 ml Bier • 2 EL Honigessig • 1 EL scharfer Senf • 3 oder 4 Stängel Schnittlauch • Salz und Pfeffer aus der Mühle

ZUBEREITUNG

- Pilze säubern, ungenießbare Teile entfernen und in Stücke schneiden. Die Zwiebel schälen und schneiden, den Knoblauch schälen und klein hacken.
- In einem Topf das Öl erhitzen, die Kaninchenrücken hineinlegen und goldbraun anbraten, die Zwiebeln dazugeben und ebenfalls goldbraun anbraten.
- Die Wacholderbeeren, den Knoblauch, das Bouquet garni, das Bier, den Honigessig und den Senf dazugeben, salzen und pfeffern. Umrühren und etwa 10 Minuten köcheln lassen. Die Pilze hinzufügen und bei geringer Hitze zugedeckt etwa 50 Minuten weiterköcheln lassen.
- Den Schnittlauch waschen und klein schneiden. Das Bouquet garni entfernen, den Kaninchenrücken mit dem Bratensaft auf Tellern anrichten und mit dem Schnittlauch bestreuen.

Probieren Sie es aus!

Es gibt ein Mittel, das den bitteren Geschmack von etwas zu reifen Semmelstoppelpilzen bewiesenermaßen verringert: Kratzen Sie die Unterseite der Hüte ab, um die Stacheln zu entfernen, und schütten Sie das erste Kochwasser weg.

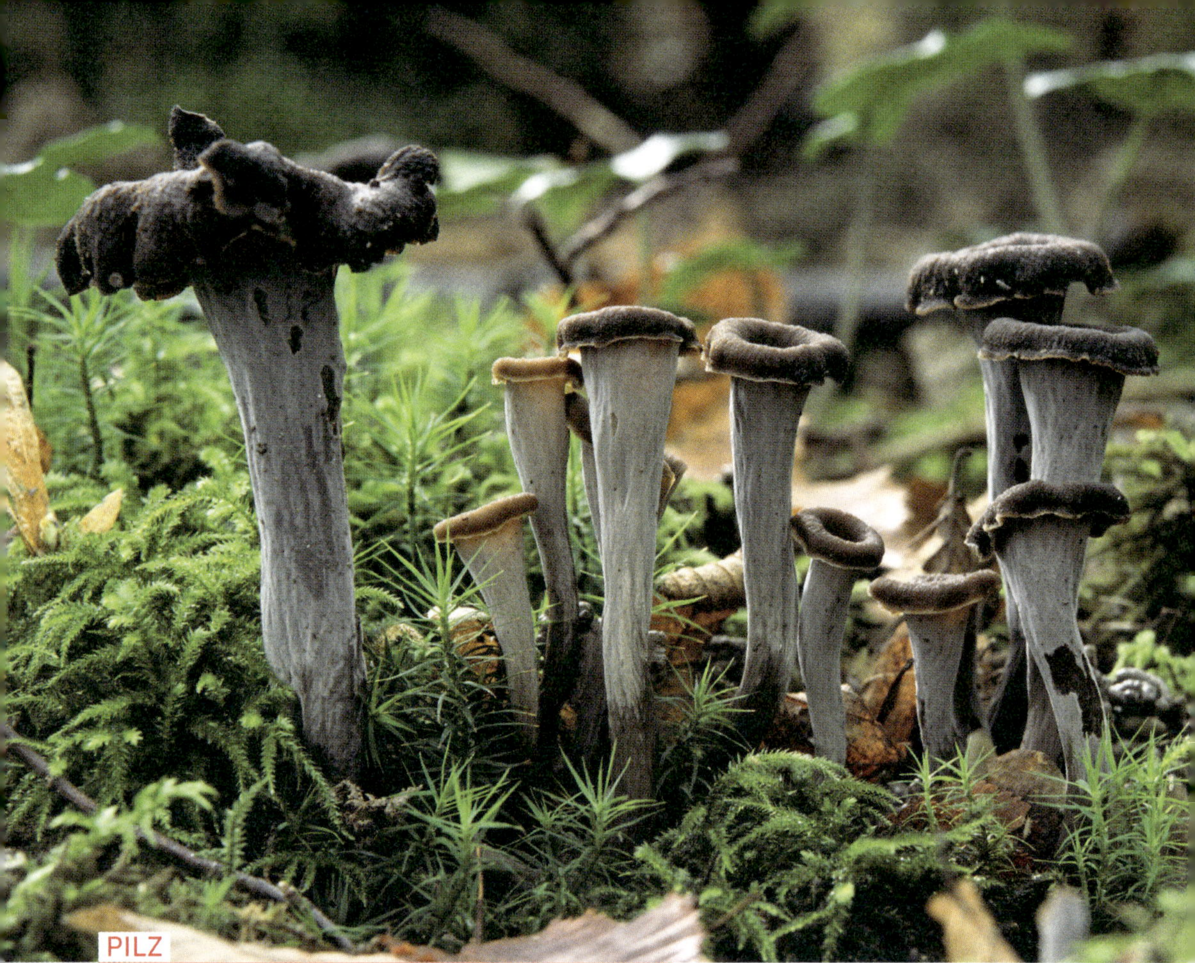

PILZ

TOTENTROMPETE

Auch wenn der Name so klingt, ist dieser Pilz nicht giftig. Pilzkenner weisen sogar darauf hin, dass er ein hervorragenden Speisepilz ist – und das zu Recht!

Lateinischer Name: *Craterellus cornucopioides*
Familie: Stoppelpilzverwandte
Andere Namen: Herbsttrompete, Füllhorn, Kraterpilz, Totentrichterling

AUSSEHEN

Dieser trompetenförmige Pilz besitzt häutiges Fleisch und eine schwarzgraue Farbe. Seine Größe reicht von 3 bis 10 cm. Die Unterseite des Hutes weist weder Lamellen noch Leisten auf. Sie ist glatt oder runzelig und sieht aus, als sei sie mit einer dünnen weißen Pulverschicht bedeckt. Der Körper ist hohl und verjüngt sich zur Basis hin.

VERWECHSLUNG OHNE GEFAHR

Die einzige Verwechslungsmöglichkeit besteht mit der Grauen Kraterelle *(Craterellus cinereus)*. Dies ist allerdings nicht weiter schlimm, da dieser Pilz ebenfalls essbar ist. Wissenswert: Die Graue Kraterelle hat unregelmäßige Leisten auf der Unterseite.

VERBREITUNGSGEBIETE

Dieser Pilz ist hauptsächlich in Laubwäldern anzutreffen, vor allem unter Eichen und Hainbuchen. Er mag feuchte Böden und verträgt keine Trockenheit.

ERNTE

Zwischen September und Dezember kann dieser Pilz geerntet werden. Um Allerseelen, dem Fest des Totengedenkens, also um den 2. November, sind die Bestände in der Regel sehr groß. Das Sammeln gestaltet sich jedoch mitunter schwierig, da der Pilz aufgrund seiner Farbe zwischen dem auf dem Boden liegenden Laub nur schwer zu erkennen ist. Daher heißt es: Augen auf!

GESCHMACK UND NUTZUNG

Dieser Pilz verströmt einen angenehmen Humusgeruch und ist ein vorzüglicher Speisepilz. Er eignet sich zur Verfeinerung zahlreicher Rezepte und lässt sich nach dem Trocknen sehr gut aufbewahren. Zum Kochen muss er nur in Wasser eingeweicht werden.

VORSICHT, BETRUG!

Manch skrupelloser Feinkosthändler verwendet die Totentrompete in betrügerischer Weise in Pasteten oder Terrinen anstelle von Trüffeln. Dafür werden die Pilze in kleine Stücke geschnitten und mit Trüffelsaft aromatisiert. Es ist schwer, den Unterschied zu schmecken.

REZEPT

Rührei mit Totentrompete

–

ZUTATEN

FÜR 2 PERSONEN

100 g Totentrompeten • 6 Eier • 1 EL Sahne • 2 EL gehackter Schnittlauch • 15 g Butter • Salz und Pfeffer aus der Mühle

ZUBEREITUNG

- Schadstellen an den Totentrompeten wegschneiden. Die Pilze säubern und in Stücke schneiden.
- Die Eier in eine Schüssel geben und mit der Sahne, 1 Esslöffel Schnittlauch, Salz und Pfeffer schlagen.
- Die Pilze in einer Pfanne mit der Butter etwa 10 Minuten lang anbraten, dabei gelegentlich umrühren.
- Die Eier hineingeben und bei schwacher Hitze unter ständigem Rühren stocken lassen, bis saftiges Rührei entsteht.
- Das Rührei mit dem restlichen gehackten Schnittlauch bestreuen und servieren.

Vorsicht ist besser als Nachsicht

Der lange Stiel der Totentrompete sollte gründlich von Sand, Erde oder Pflanzenresten befreit werde. Dazu können Sie ihn der Länge nach halbieren und mit Wasser reinigen.

WILDE ERNTE IM WINTER

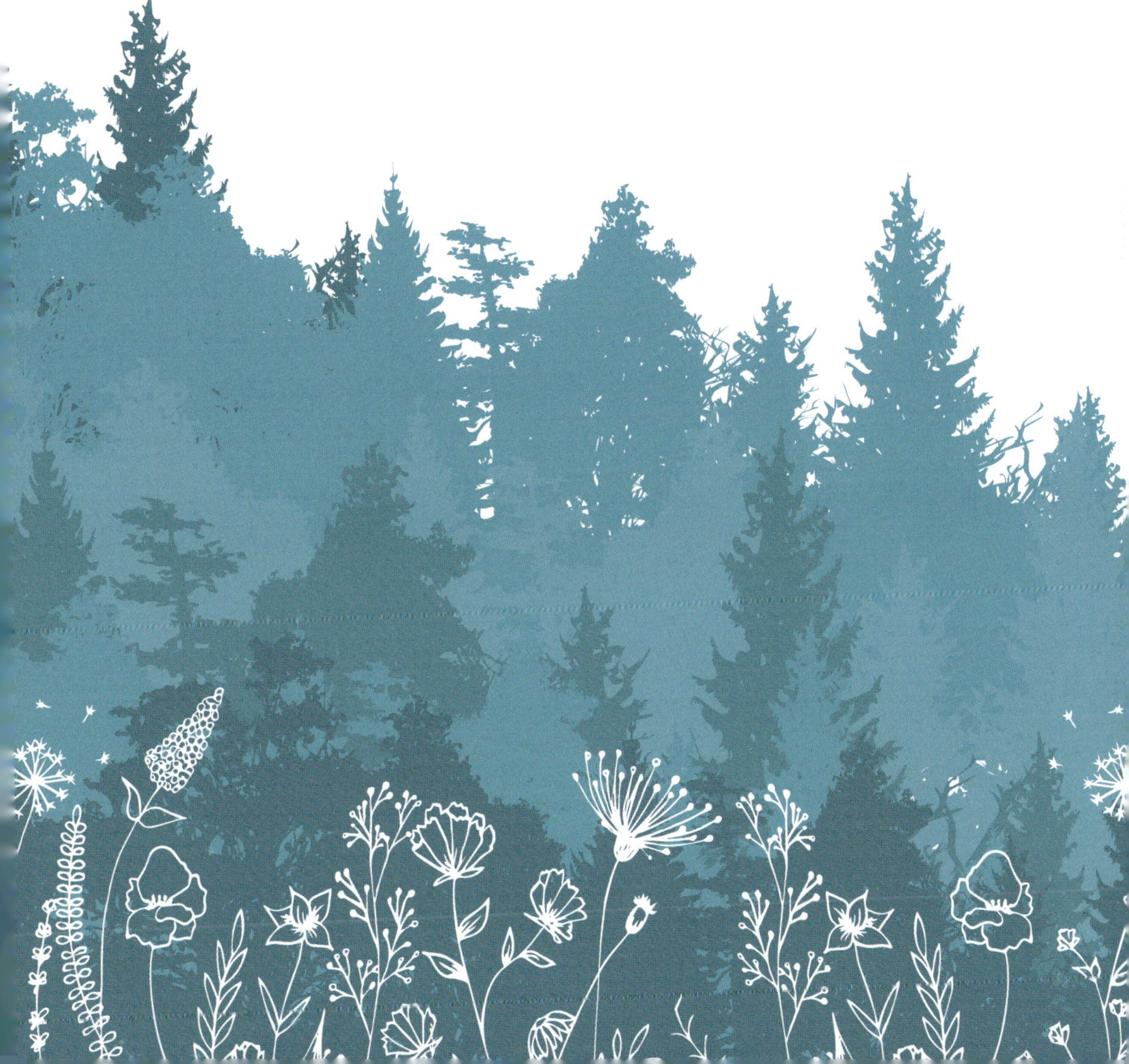

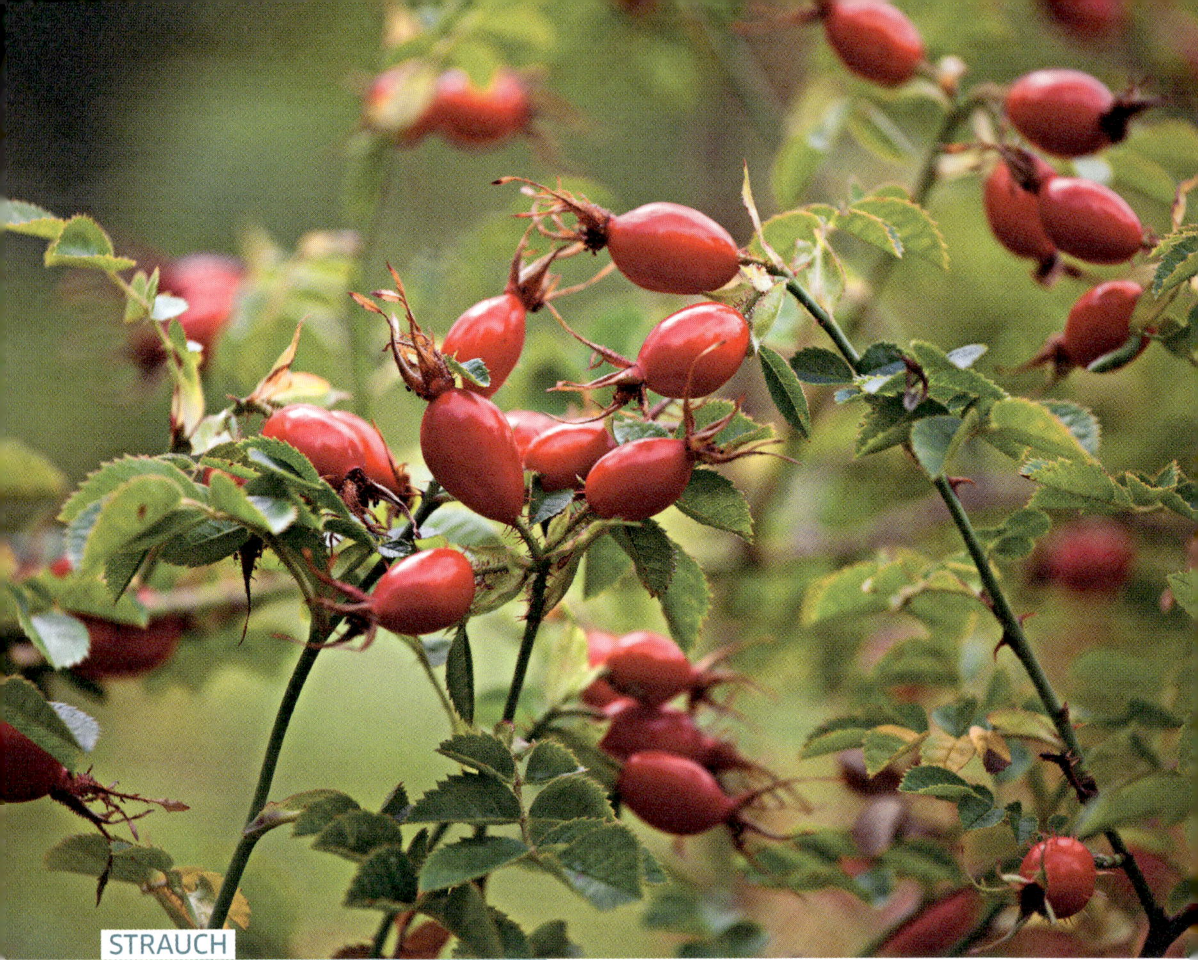

STRAUCH

HECKENROSE

Die Hecken- oder Hundsrose ist der Vorfahre unserer Zierrosen. Diese Pflanze bildet im Frühling, gegen Mai/Juni, zarte Blüten und im Herbst und Winter reichlich Beeren.

Lateinischer Name: *Rosa canina*
Familie: Rosengewächse
Andere Namen: Heckenrose, Heiderose, Hagrose, Hagedorn

AUSSEHEN

Dieser Strauch besitzt hakige Stacheln. Seine Blätter bestehen aus fünf bis sieben ovalen Fiederblättchen mit fein gesägtem Rand. Die Blüten haben fünf weiße oder rosafarbene Blütenblätter mit zahlreichen Staubblättern. Nach der Blüte entwickelt sich aus dem Blütenboden eine bauchige hellrote Beere: die Hagebutte. Botaniker klassifizieren sie als Scheinfrucht.

ACHTUNG: JUCKPULVER!

Im Inneren der Hagebutten befinden sich haarige Nüsschen – die eigentlichen Früchte der Pflanze –, die von Scherzkeksen gerne als Juckpulver verwendet werden. So verwandelt sich die wilde Ernte in ein wildes Spiel!

VERBREITUNGSGEBIETE

Die Heckenrose wächst fast überall. Sie ist häufig an Wegen und Böschungen, in Büschen und Hecken, aber auch am Waldrand und auf Brachflächen zu finden. Trockene, kalkhaltige Böden mag sie am liebsten.

ERNTE

Hagebutten werden im Spätherbst oder Frühwinter geerntet, wenn sie dunkelrot sind. Achten Sie darauf, sich nicht an den Stacheln zu piksen. Am besten ist es, sie nach dem Frost zu sammeln, denn die Kälte macht das Fruchtfleisch weich. Auch festere Früchte können geerntet werden. Sie werden getrocknet oder eingefroren aufbewahrt.

GESCHMACK UND NUTZUNG

Hagebutten enthalten Mineralstoffe, Tannin, natürlichen Zucker, Pektin und viel Vitamin C. Die Blüten können zur Dekoration von Salaten verwendet werden. Doch vor allem die Früchte mit ihrem süßen und leicht säuerlichen Geschmack sind in der Küche von Bedeutung.

ENERGIESCHUB GEFÄLLIG?

Hagebutten sind sehr reich an Vitamin C. Ernährungswissenschaftlern zufolge sind sie die beste bekannte Quelle für diesen Stoff, der für unseren Organismus unverzichtbar ist. Wenn Sie im Winter eine Vitalitätskur machen möchten, sollten Hagebutten unbedingt auf dem Speiseplan stehen!

REZEPT

Hagebuttengelee

ZUTATEN

FÜR 4 GLÄSER (250 G)

1,2 kg Hagebutten • 400 g Zucker • 200 g Gelierzucker • Saft einer Zitrone • 1 Vanilleschote

ZUBEREITUNG

- Die Hagebutten waschen. Die Stiele und die schwarzen Teile entfernen.
- Die Beeren halbieren und in einen Marmeladentopf geben. Mit Wasser bedecken, zum Kochen bringen und ca. 20 Minuten weiterköcheln lassen. Dabei gelegentlich umrühren.
- Die Früchte durch ein feinmaschiges Sieb abschütten und abtropfen lassen, sodass nur der Saft zurückbleibt.
- Den Saft zurück in den Topf geben. Den Zucker, den Gelierzucker, den Zitronensaft sowie die aufgeschlitzte Vanilleschote hinzufügen.
- Unter ständigem Rühren kochen, bis die Masse geliert. Die Vanilleschote entfernen und das Gelee in sterilisierte Gläser füllen.

Gut zu wissen

Gelierzucker ist ein spezieller Zucker, der reich an Pektin ist. Sie finden ihn leicht im Handel. Wofür ist er gut? Er dient dazu, Gelees oder Konfitüren einzudicken und die Kochzeit im Vergleich zu Haushaltszucker zu verkürzen.

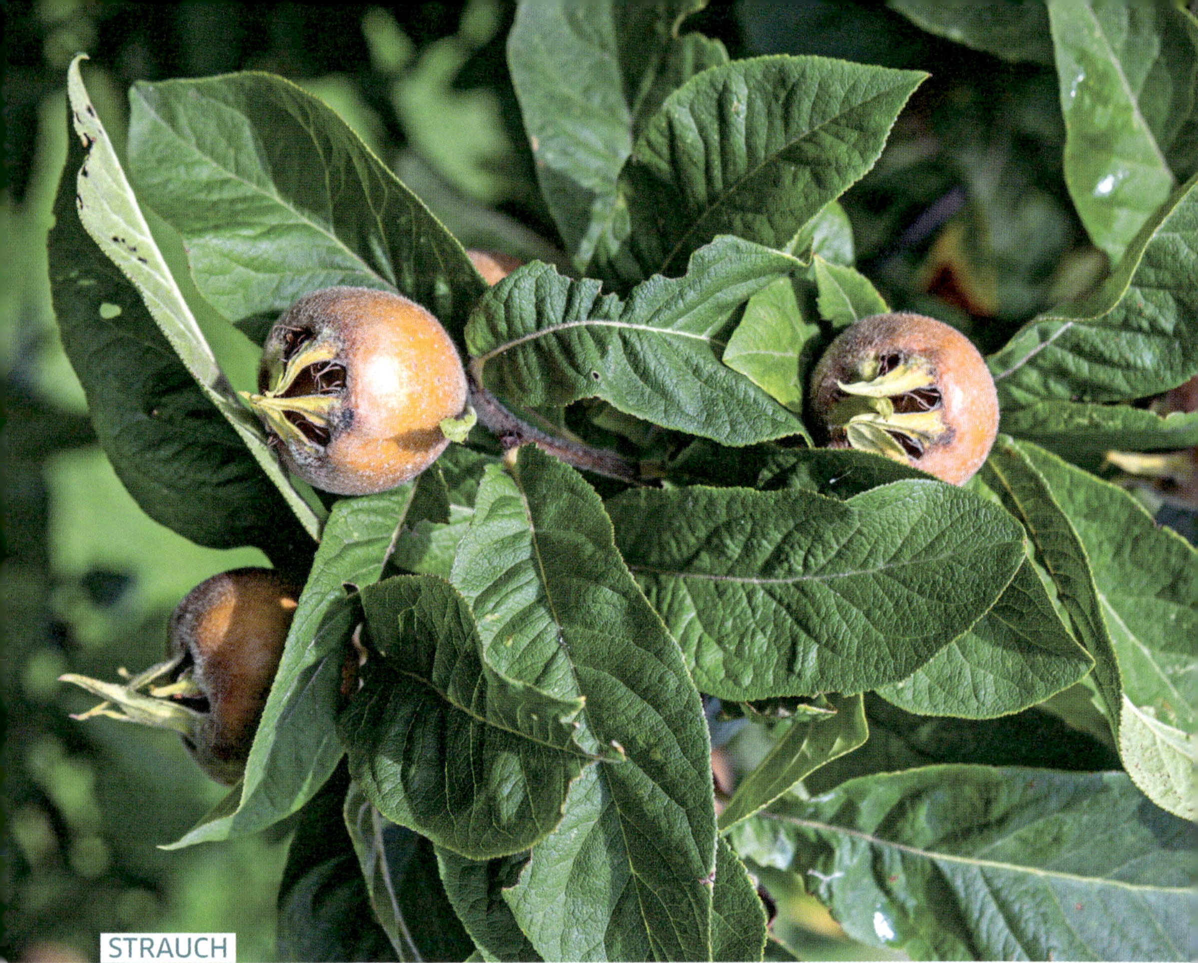

STRAUCH

MISPEL

Diesem Strauch mit buschigem Wuchs wird nicht viel Beachtung geschenkt. Dabei liefert er viele Früchte. Wild wachsende Exemplare tragen Dornen, gezüchtete Exemplare sind dornenlos.

Lateinischer Name: *Mespilus germanica*
Familie: Rosengewächse
Andere Namen: Echte Mispel, Gemeine Mispel, Deutsche Mispel, Hundsärsch, Asperl, Dürrlitzen

AUSSEHEN

Mispeln erreichen eine Wuchshöhe von 2 bis 4 m. Ihre Blätter sind lanzettlich. Sie sind auf der Oberseite hellgrün, auf der Unterseite graugrün und filzig. Ihre Blüten bestehen aus fünf weißen Blütenblättern. Sie treten im Mai/Juni zum Vorschein. Die Mispelfrüchte sehen aus wie kleine orange-braune Äpfel. Sie haben eine von Kelchblättern gekrönte Spitze und enthalten fünf große Kerne.

DIE JAPANISCHE WOLLMISPEL

Diese Mispel mit ebenfalls essbaren Früchten trägt den lateinischen Namen *Eriobotrya japonica*. Sie wird nicht nur in Gärten als Zierpflanze sehr geschätzt, sondern auch in der Küche, denn sie trägt orangefarbene, süß schmeckende Mispelfrüchte. Diese bilden sich ab April/Mai.

VERBREITUNGSGEBIETE

Die Mispel ist in eher lichten Laubwäldern – insbesondere in solchen, in denen Traubeneichen vorkommen –, am Waldrand und in Hecken zu finden. Sie liebt sonnige Standorte, verträgt aber auch Halbschatten und raues Klima.

ERNTE

Die Ernte der Mispelfrüchte findet zwischen November und Februar statt, zu einer Zeit, in der sie bereits überreif sind. Die Fruchtsäuren sind dann schon abgebaut. Nun sind die Früchte braun und das Fruchtfleisch weich. Sie können sie direkt nach dem Pflücken vom Strauch verzehren oder in der Küche weiterverarbeiten. Noch nicht genießbare Früchte reifen in einem kühlen Raum nach. In manchen Rezepten können sie auch verwendet werden, wenn sie noch nicht ganz genussreif sind.

GESCHMACK UND NUTZUNG

Die Früchte der Mispel werden vor allem für Nachspeisen, Kuchen und Desserts im Glas verwendet. Sie können auch zu Marmelade und Kompott verarbeitet werden. Sie sind außerdem Bestandteil des Clafoutis, einer auflaufähnlichen Süßspeise aus der französischen Region Limousin, und werden dem katalanischen Kräuterlikör Ratafia beigefügt. Nicht ganz reife Mispeln wirken adstringierend.

REZEPT

Mispelmarmelade

–

ZUTATEN

1 kg Mispeln • 750 g Zucker • Saft einer halben Zitrone • 50 ml Rum oder Cognac

ZUBEREITUNG

- Die Mispeln waschen. In einen Marmeladentopf geben, mit Wasser bedecken und zum Kochen bringen. Dann 10 Minuten lang unter gelegentlichem Rühren weiterkochen.
- Abkühlen lassen und anschließend durch ein Sieb passieren.
- Das Mispelpüree zurück in den Topf geben. Den Zitronensaft mit dem Zucker und dem Rum oder Cognac dem Mispelpüree hinzufügen.
- Bei gelegentlichem Umrühren und bei schwacher Hitze etwa 25 Minuten weiterkochen. Wird die Mischung zu dickflüssig, etwas Wasser hinzufügen.
- Vom Herd nehmen, sobald die Marmelade die richtige Konsistenz erreicht hat, und in sterilisierte Gläser abfüllen.

Tipps

Mispeln passen sehr gut zu Äpfeln und Birnen. Wenn Sie Mispelmarmelade oder -kompott herstellen, können Sie die Mispeln mit einer dieser Früchte oder mit beiden kombinieren. Das verleiht Ihrer Zubereitung einen milderen Geschmack.

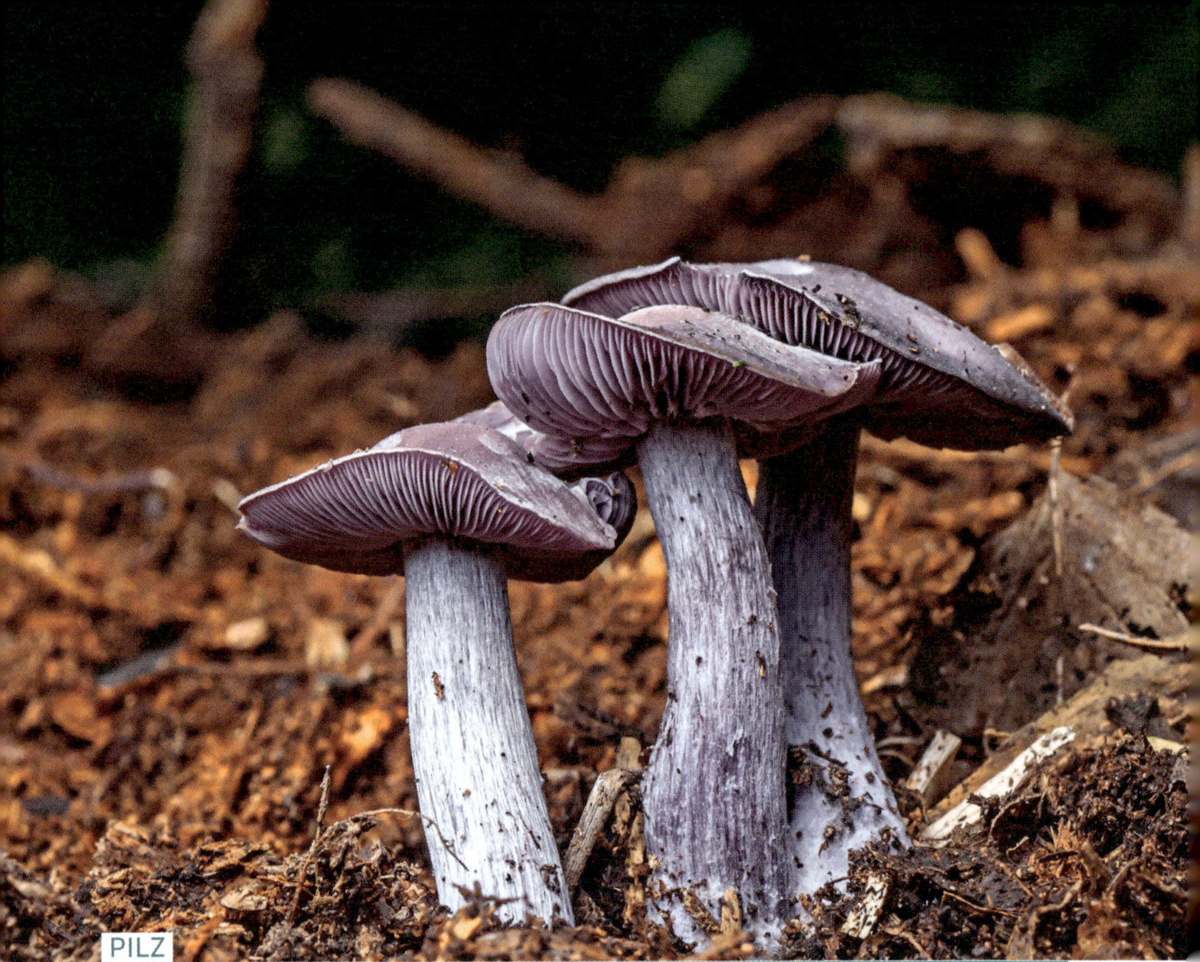

PILZ

VIOLETTER RÖTELRITTERLING

Der Violette Rötelritterling wird spät im Jahr geerntet. Seine bläuliche oder violette Farbe wirkt zwar wenig einladend, es lohnt sich jedoch, diesen Pilz aus der Familie der Ritterlingsverwandten zu sammeln, denn er ist ein guter Speisepilz.

Lateinischer Name: *Lepista nuda*
Familie: Ritterlingsverwandte
Andere Namen: Violetter Röteltrichterling, Nackter Rötelritterling, Blauer Rötelritterling

AUSSEHEN

Der Hut des Violetten Rötelritterlings hat einen Durchmesser von 5 bis 15 cm. Er ist lilarosa, violettbraun oder rehbraun gefärbt. Seine Oberfläche ist glatt und fühlt sich bei feuchtem Wetter fettig an. Die Unterseite zeigt lilafarbene oder bläuliche Lamellen. Sie stehen dicht gedrängt und sind an der Nahtstelle zum massiven

Stiel eingekerbt. Dieser besitzt eine zylindrische Form und ist oft zur Basis hin etwas stärker. Der Stiel ist 4 bis 10 cm lang, besitzt eine violette oder gräulich-violette Farbe und ist mit silbrigen Längsfasern durchzogen.

VERBREITUNGSGEBIETE

Dieser Pilz wächst im Unterholz von Nadel- und Laubwäldern, auf Lichtungen und am Wegesrand. Er gedeiht auf sauren Böden und unter dicken Laubschichten.

ERNTE

Der Violette Rötelritterling kann von Oktober/November bis Januar geerntet werden. Der erste Frost begünstigt sein Wachstum. Er wächst oft kreisförmig in sogenannten Hexenringen.

GESCHMACK UND NUTZUNG

Manche Sammler halten diesen Pilz für mittelmäßig, andere finden ihn ausgezeichnet. Sein milder, leicht süßlicher Geschmack ist angenehm, allerdings verströmt er einen eigenartigen Geruch, der sich beim Kochen intensiviert. Achten Sie in jedem Fall darauf, nur junge Exemplare zu verwenden.

NICHT VERWECHSELN!

Der Violette Rötelritterling sieht dem Dunkelvioletten Schleierling *(Cortinarius violaceus)* sehr ähnlich. Dessen kugelförmiger Hut ist je nach Alter blauviolett, dunkelblau oder schwärzlich-grau. Sein Stiel ist keulenförmig. Er gilt als mittelmäßiger Speisepilz und riecht nach „Juchtenleder", einem mit Rindensud gegerbten Leder – das macht nicht wirklich Appetit ...

REZEPT

Cremiges Kartoffelgratin mit Violettem Rötelritterling

–

ZUTATEN

FÜR 6 PERSONEN

600 g Kartoffeln • 1 Knoblauchzehe • 400 g Violetter Rötelritterling • 30 g Butter • ca. 250 g geriebener Käse (mehr oder weniger, je nach Anzahl der Schichten) • 350 ml Schlagsahne • Salz und Pfeffer aus der Mühle

ZUBEREITUNG

- Den Ofen auf 180 °C vorheizen. Die Kartoffeln waschen, 10 Minuten in Wasser kochen und schälen.
- Währenddessen den Knoblauch schälen und hacken, die Pilze säubern und längs in Streifen schneiden.
- Die Hälfte der Butter in die Pfanne geben und die Pilze mit dem Knoblauch etwa 10 Minuten anbraten, dann salzen, pfeffern.
- Eine Auflaufform mit der restlichen Butter einfetten und abwechselnd Kartoffeln, geriebenen Käse und Pilze schichten. Mit Käse abschließen.
- Schlagsahne darüber geben, salzen und pfeffern. Für etwa 35 Minuten im Ofen backen, bis die Oberseite des Gratins knusprig ist.

Im Garten

Haben Sie einen Garten? Wenn sich in einer Ecke ein Komposthaufen befindet, denken Sie daran, ihn von Zeit zu Zeit zu inspizieren. Vielleicht befinden sich dort Exemplare des Violetten Rötelritterlings. Diese Gelegenheit sollten Sie sich nicht entgehen lassen.

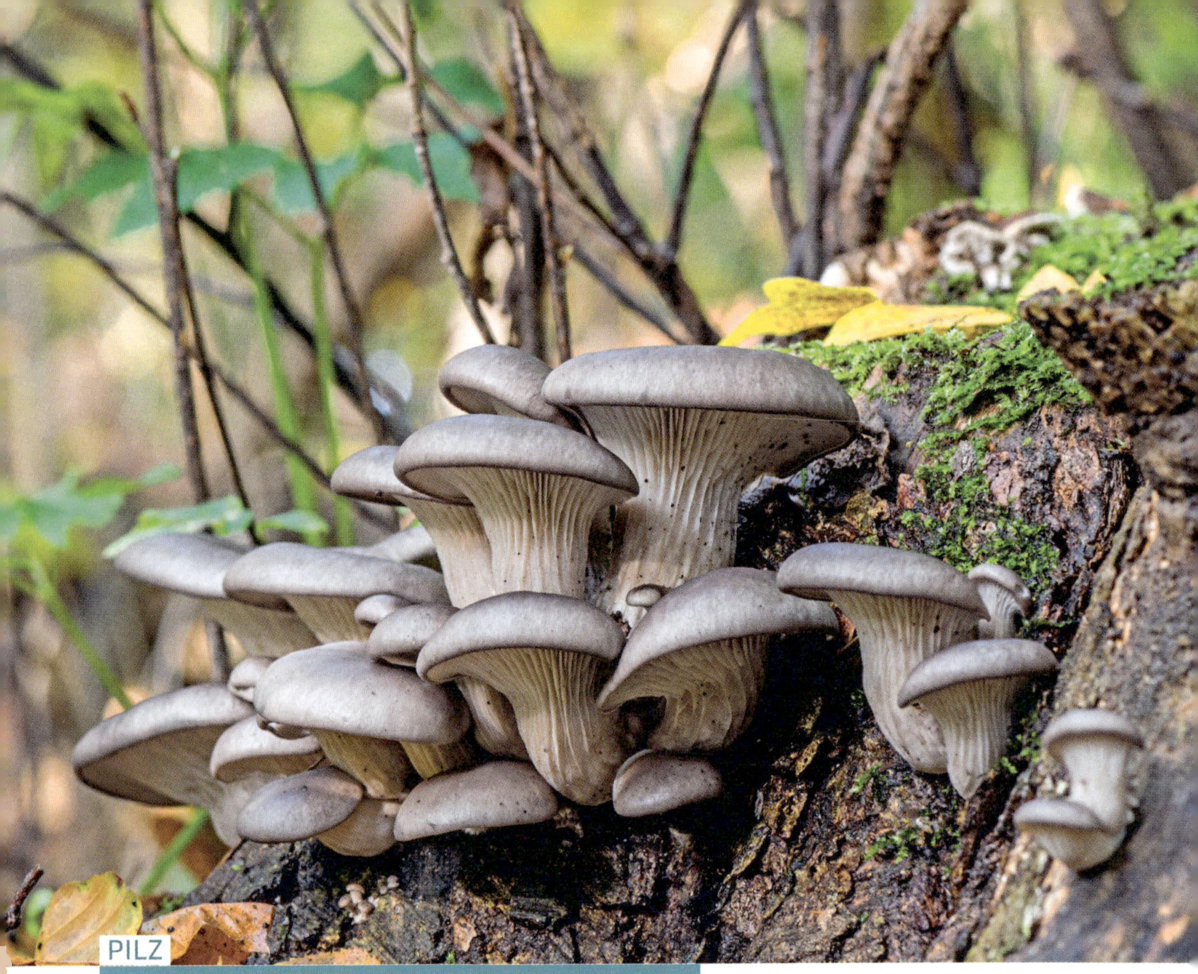

PILZ

AUSTERNSEITLING

Der Austernseitling ist in Form und Farbe unverwechselbar und noch dazu leicht zu finden. Daher eignet er sich auch hervorragend für unerfahrene Sammler. Zwei oder drei Büschel dieses Pilzes reichen aus, um einen Korb zu füllen.

Lateinischer Name: *Pleurotus ostreatus*
Familie: Seitlingsverwandte
Andere Namen: Austernpilz, Muschelpilz, Sommerauster

AUSSEHEN

Der Hut des Austernseitlings erreicht einen Durchmesser von bis zu 15 cm. Er hat meist eine aschgraue Farbe, manchmal ist er auch hellgrau oder beige. Seine Oberseite ist glatt und fühlt sich etwas fettig an. Die Unterseite zeigt dichte, unregelmäßige Lamellen, die leicht am Stiel herablaufen. Sie sind weiß oder cremefarben.

Der Stiel ist kurz oder fehlt sogar ganz. Er sitzt nicht wie bei anderen Pilzen mittig, sondern seitlich am Hut.

VERBREITUNGSGEBIETE

Wie viele Seitlinge wächst dieser Pilz in Büscheln auf alten Baumstümpfen und Totholz von Laubbäumen, wie Birke, Pappel, Nussbaum, Eiche oder Linde. Wissenswert: Der Pilz ist eher auf weichem als auf hartem Holz zu finden.

ERNTE

Am ertragreichsten ist die Ernte im Herbst und Winter. In Regionen mit relativ mildem Klima können Liebhaber diesen Pilz den ganzen Winter über bis in den März hinein finden. Ernten Sie vorzugsweise junge Exemplare (deren Hut noch nicht voll entwickelt ist).

GESCHMACK UND NUTZUNG

Der Speisewert des Austernseitlings ist umstritten. Manche finden sein Fleisch zu elastisch und zählen ihn zu den mittelmäßigen Speisepilzen. Andere stufen ihn jedoch als sehr wohlschmeckend ein. Egal, zu welcher Gruppe Sie gehören: Es lohnt sich auf jeden Fall, diesen Pilz zu ernten und zu verarbeiten, zum Beispiel in Wildgerichten oder als Omelett.

RILLSTIELIGER SEITLING

Dieser Seitling *(Pleurotus cornucopiae)* ist ebenfalls essbar. Er weist einen weißlichen oder cremefarbenen Hut auf. Die Unterseite besitzt über die gesamte Länge des Stiels herablaufende, dicht gedrängte Lamellen.

REZEPT

Asiatisches Pilzgericht

–

ZUTATEN

FÜR 4 PERSONEN

600 g Austernseitlinge • 3 Knoblauchzehen • 4 oder 5 Stängel Frühlingszwiebel • 1 kleine rote oder gelbe Paprika • 2 EL Öl • 1 EL helle Sojasoße • 1 TL dunkle Sojasoße • ½ TL Chilipaste • ½ TL Maisstärke • 200 ml Wasser • Pfeffer aus der Mühle

ZUBEREITUNG

- Schadstellen von den Austernseitlingen wegschneiden. Die Pilze mit einem feuchten Tuch säubern und in Stücke schneiden. Den Knoblauch schälen und hacken, die Frühlingszwiebeln grob hacken, die rote Paprika entkernen und in Stücke schneiden.
- Das Öl in einer Schmorpfanne erhitzen, Knoblauch hinzufügen und unter Rühren ein paar Minuten garen lassen.
- Sobald der Knoblauch braun wird, die Pilze hinzugeben und unter Rühren nacheinander die Paprikastücke, die Frühlingszwiebeln, die Sojasoßen, die Chilipaste, die Maisstärke und ein Glas Wasser hinzufügen und leicht pfeffern.
- Die Schmorpfanne abdecken und etwa 10 Minuten bei schwacher Hitze köcheln lassen, dabei gelegentlich umrühren.
- Mit Jasmin-Reis servieren.

Guter Tipp

Austernseitlinge, die einen Baumstamm befallen, wachsen nicht unbedingt in Bodennähe. Manchmal sitzen sie relativ hoch. Schauen Sie also von Zeit zu Zeit nach oben.

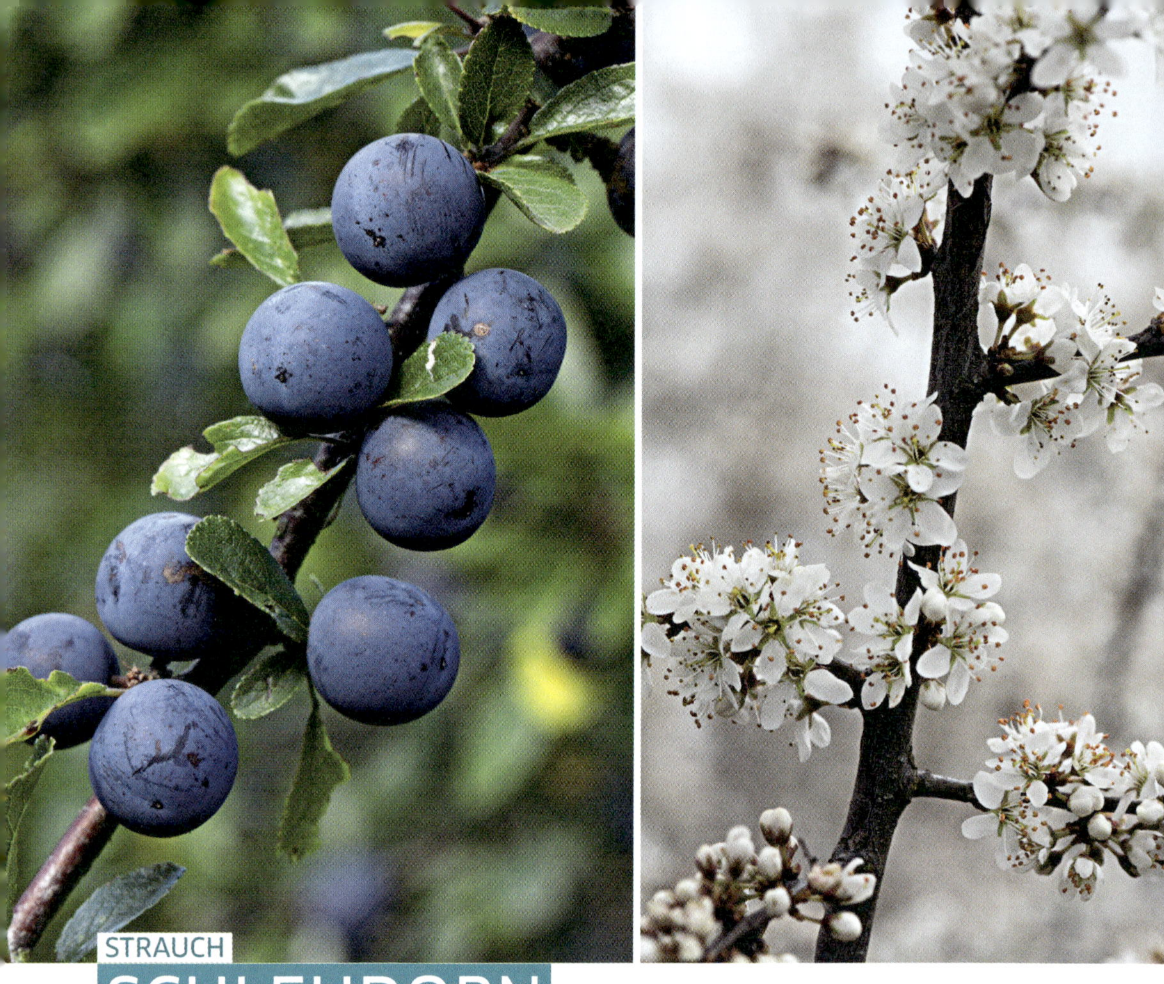

STRAUCH

SCHLEHDORN

Der Schlehdorn gehört wie der Pflaumenbaum, der manchmal am Wegesrand anzutreffen ist, zur Gattung *Prunus*. Seine Früchte sind jedoch nicht so süß wie Pflaumen.

Lateinischer Name: *Prunus spinosa*
Familie: Rosengewächse
Andere Namen: Schlehendorn, Sauerpflaume, Gemeine Schlehe, Heckendorn, Schwarzdorn, Deutsche Akazie

AUSSEHEN

Dieser dornige Strauch kann bis zu 5 m hoch werden. Seine länglich-ovalen, sommergrünen Blätter sind fein gezähnt und laufen spitz zu. Sie haben eine grüne Farbe. Im März/April bildet er fünfblättrige weiße Blüten, aus denen sich kugelförmige bläulich-schwarze Steinfrüchte entwickeln – die Schlehen. Ihre Schale ist bereift. Erst nach der Blüte bildet der Strauch Blätter.

VERBREITUNGSGEBIETE

Der Schlehdorn bildet undurchdringliche Hecken und wächst oft in der Nähe von Weißdorn (siehe S. 62/63) oder Holunder (siehe S. 58/59). Er ist in Gebüschen, an mit Bäumen bepflanzten Feldrändern, auf Erdanschüttungen sowie am Weges- und Waldrand zu finden.

ERNTE

Die Früchte werden nach dem ersten Frost gepflückt, da sie erst durch Kälte einen Großteil ihres Säuregehalts verlieren. Achten Sie bei der Ernte darauf, sich nicht an den Dornen des Strauchs zu verletzen.

GESCHMACK UND NUTZUNG

Die Früchte werden für Marmeladen, Gelees und Chutneys, Nachspeisen und Getränke, wie Sirup und Likör, verwendet. Sie verfeinern auch Hauptgerichte, zum Beispiel mit Wild. Sie wirken adstringierend. Ihr Fruchtfleisch ist reich an Vitamin C und Tannin.

MAKABERE ENTDECKUNGEN

Es kann vorkommen, dass Sie beim Spazieren kleine Tiere finden, wie Eidechsen, Spitzmäuse oder Grillen, die auf den Dornen des Strauchs aufgespießt sind. Dies sind die Vorräte des Neuntöters. Wenn Sie sich auf die Lauer legen, können Sie den zierlichen Vogel mit etwas Glück bei der Arbeit beobachten.

REZEPT

Rustikale Tarte mit Schlehen und Haselnüssen

–

ZUTATEN

FÜR 6 PERSONEN

500 g Schlehen • 120 g geschälte Haselnüsse • 3 Eier • 100 g Zucker • 200 ml Crème fraîche • 15 g Butter • 1 EL Mehl • 1 Päckchen Blätterteig • 1 EL Rohrzucker

ZUBEREITUNG

- Den Backofen auf 180 °C vorheizen, die Schlehen waschen und entsteinen. Die Haselnüsse ohne Fett in einer Pfanne rösten und anschließend in einem Mörser fein zerkleinern.
- Für den Guss die Eier, den Zucker und die Crème fraîche in eine Rührschüssel geben, gut vermengen und beiseitestellen.
- Eine Tarteform mit Butter einfetten und mehlen, den Blätterteig darin auslegen und mit einer Gabel mehrfach einstechen.
- Die zerkleinerten Haselnüsse auf den Tarteboden streuen und die Schlehen darauf verteilen.
- Den Guss über die Früchte geben, mit Rohrzucker bestreuen und für etwa 30 Minuten backen. Die Oberseite der Tarte sollte goldbraun sein. Den Kuchen vor dem Servieren abkühlen lassen.

Nicht zu empfehlen!

Die Kerne der Schlehen haben einen bitteren Geschmack. Genau wie Apfel-, Pfirsich- oder Aprikosenkerne enthalten sie eine giftige Substanz: Blausäure.

ERNTEKALENDER

	JANUAR	FEBRUAR	MÄRZ	APRIL	MAI
Austernseitling, S. 96					
Bärlauch, S. 14					
Brombeere, S. 56					
Duftveilchen, S. 38					
Echter Pfifferling, S. 76					
Edelreizker, S. 80					
Eichen-Leberreischling, S. 52					
Eichenmoos, S. 28					
Eingriffeliger Weißdorn, S. 62					
Esskastanie, S. 72					
Gemeine Esche, S. 24					
Gemeine Fichte, S. 22					
Gemeine Hasel, S. 82					
Gemeiner Steinpilz, S. 66					
Gewöhnliche Goldnessel, S. 26					
Gewöhnlicher Giersch, S. 18					
Gewöhnlicher Tüpfelfarn S. 54					
Große Brennnessel, S. 32					
Große Klette, S. 64					
Gundermann, S. 30					
Heckenrose, S. 90					
Himbeere, S. 48					
Hohe Schlüsselblume, S. 34					

Die angegebenen Ernteperioden sind nur als Richtwerte zu verstehen. Sie können je nach Region, Jahr und Wetterbedingungen variieren. Auch der Klimawandel bringt die Angaben durch seine unvorhersehbaren Folgen durcheinander. Einige Arten, die normalerweise im Frühjahr gepflückt werden, können im Herbst oder in milden Wintern erneut austreiben.

JUNI	JULI	AUGUST	SEPTEMBER	OKTOBER	NOVEMBER	DEZEMBER

	JANUAR	FEBRUAR	MÄRZ	APRIL	MAI
Kiefernsteinpilz, S. 68					
Kleiner Waldchampignon, S. 42					
Mispel, S. 92					
Rotbuche, S. 78					
Schlehdorn, S. 98					
Schwarzer Holunder, S. 58					
Semmelstoppelpilz, S. 84					
Sommersteinpilz, S. 44					
Stachelbeere, S. 50					
Stieleiche, S. 74					
Totentrompete, S. 86					
Trompetenpfifferling, S. 70					
Violetter Rötelritterling, S. 94					
Walderdbeere, S. 46					
Waldmeister, S. 16					
Waldziest, S. 20					
Winterlinde, S. 36					

JUNI	JULI	AUGUST	SEPTEMBER	OKTOBER	NOVEMBER	DEZEMBER

Impressum

ISBN 978-3-8094-4935-5
2. Auflage 2024

Die Originalausgabe erschien unter dem Titel *Cueillettes sauvages en forêt – 44 espèces et recettes*

Texte: Michel Luchesi

Bildnachweis Innenteil:
Alle Bilder © Shutterstock.com, außer © Biosphoto : Daniela Behr / Flora Press, S. 11 ; Christian Nitard, S. 56 links ; NouN, S. 58 ; Jean-Louis Le Moigne, S. 66; Bruno Mathieu, S. 68 ; Jean-Yves Grospas, S. 70; Jean Mayet, S. 74 ; Gérard Lacz, S. 82 ; Yves Lanceau, S. 86 ; Frédéric Tournay, S. 98 links; Alexandre Petzold, S. 98 rechts.
Illustrationen und Piktogramme : © Shutterstock.com

Umschlaggestaltung: Atelier Versen, Bad Aibling
Redaktion und Producing: SAW Communications,
Redaktionsbüro Dr. Sabine A. Werner, Dahn
Übersetzung: SAW Communications, Constanze Ravel
Satz: SAW Communications in Zusammenarbeit mit Anke Enders
Herstellung: Franziska Polenz
Projektleitung: Sibylle Lehmann

Druck und Bindung: Pixartprinting, Lavis
Printed in Italy

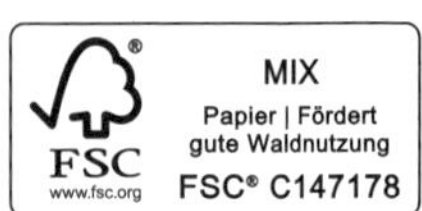

Penguin Random House Verlagsgruppe FSC® N001967